U0121665

大展好書　好書大展
品嘗好書　冠群可期

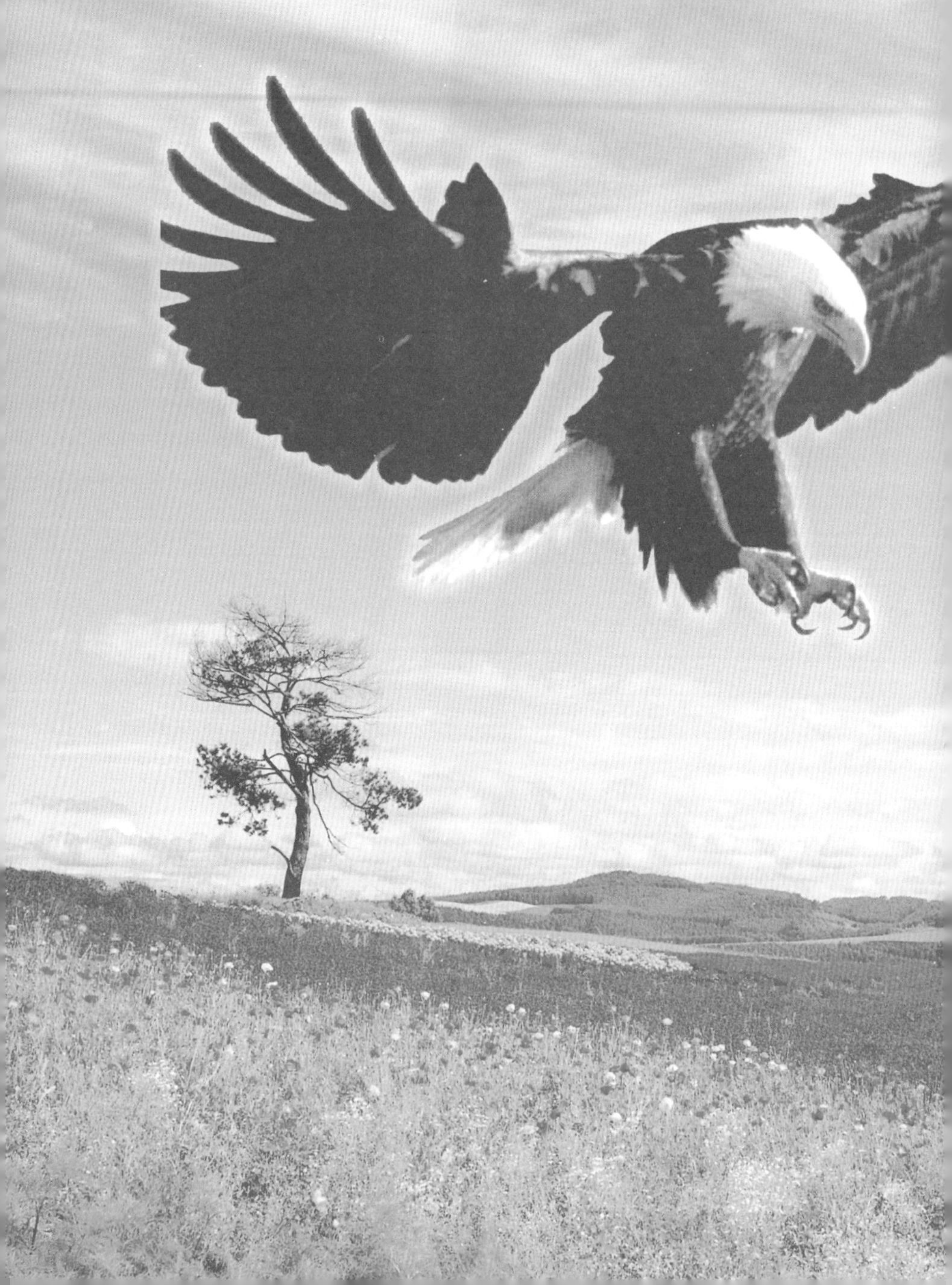

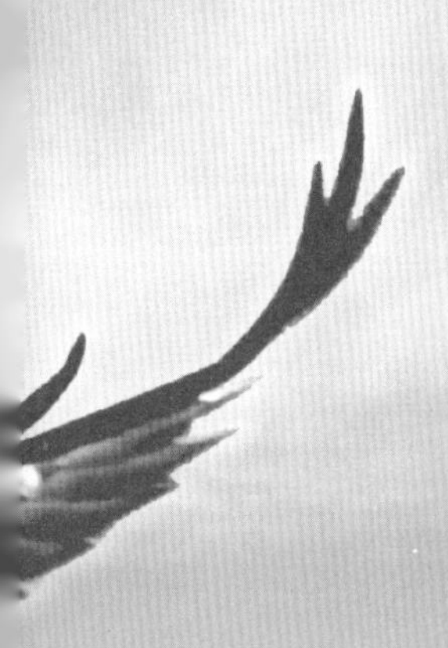

大展好書　好書大展

品嘗好書　冠群可期

休閒保健叢書 39

特效312經絡鍛鍊養生法

附VCD

祝總驤　主編

品冠文化出版社

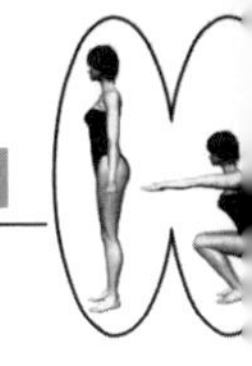

編者的話

312經絡鍛鍊法是由中國科學院生物物理研究所和北京炎黃經絡研究中心的祝總驤教授經過20多年的研究創立的一種健身養生方法，該方法是將三種醫療健身方法即推拿按摩、腹式呼吸和體育鍛鍊相結合。該法經過科學驗證和大量的臨床實踐，證明能激發人體經絡系統，使失控的經絡恢復正常，達到有病治病、無病健身的目的。

本書是祝總驤教授將312經絡鍛鍊法應用在保健養生和疾病防治方面的又一新的總結。書中系統介紹了312經絡鍛鍊法的特點和作用，用實例證實了經絡的存在。

詳細介紹了312經絡鍛鍊養生法的操作及注意事項。重點介紹了312經絡鍛鍊法在身體保健、疾病防治方面的具體應用，對美容減肥、緩解壓力、益智健腦、解除疲勞、改善睡眠等處於亞健康狀態的各種症狀的312經絡鍛鍊法進行了詳細的介紹，對冠心病、高血壓、哮喘、糖尿病等30餘種常見病的312經絡鍛鍊法也進行了詳細的介紹，還輔助介紹了一些食療方法和運動療法。

全書內容實用，圖文並茂，附有大量的穴位圖和動作圖，可使讀者快速掌握312經絡鍛鍊的方法。個別疾病還附有病例介紹和病案分析，可使讀者對號入座，有針對性

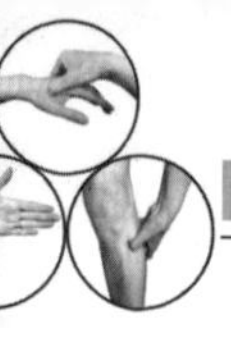

地治療疾病。

本書介紹的312經絡鍛鍊法通俗易懂，老少皆宜，適合於不同年齡、各種知識水準的讀者。每天花上30分鐘，就可使身體恢復平衡，達到身心健康，312經絡鍛鍊法確實是一種簡單有效的保健方法。願所有的朋友都選擇312經絡鍛鍊法，願所有的人都能健康長壽！

再版附言：本書2006年出版以來，受到廣大讀者朋友的青睞，大家都很喜歡這本書。此次，應廣大讀者的要求，進行修訂再版，增加了很多用312經絡鍛鍊法治療的疾病，這些疾病均經過臨床驗證，還附贈光碟，光碟中介紹了312經絡鍛鍊法的方法和大量的病例。

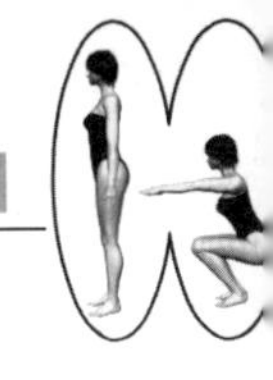

目　錄

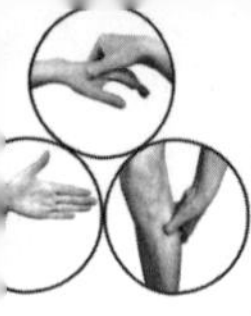

四、312經絡鍛鍊法益保健 …………………………… 135

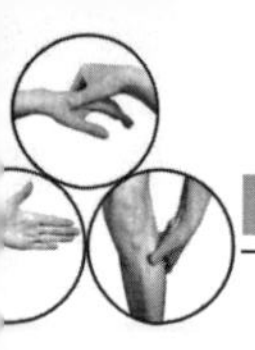

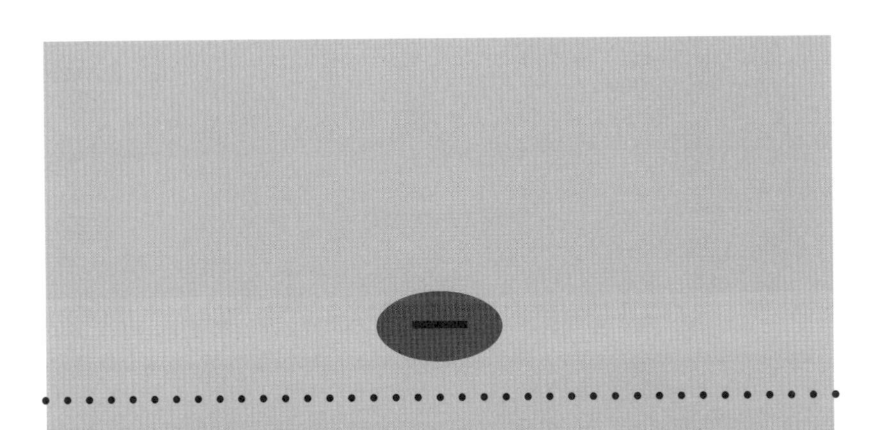

312經絡鍛鍊法益養生

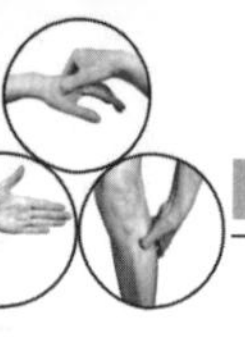

312經絡鍛鍊法簡單有效

312經絡鍛鍊法是由中國科學院生物物理研究所和北京炎黃經絡研究中心的祝總驤教授經過20多年的研究創立的一種健身養生方法，該方法是將三種醫療健身方法相結合，即推拿按摩、腹式呼吸和體育鍛鍊。

該法經過科學驗證和大量的臨床試驗，證明能激發人體經絡系統，使失控的經絡恢復正常，達到有病治病、無病健身的目的。

經絡是人體的控制系統

經絡在2500年以前的《黃帝內經》中就有記載，具有「行氣血、營陰陽、決生死、處百病」的作用。宋朝的銅人圖也將人體14條經脈較清晰地描繪出來。

無數事實證明，經絡是人體的控制系統，是人體運行氣血的通道，對內附屬於臟腑，對外聯絡於肢體，將人體內外聯繫起來，成為一個有機的整體。

經絡是真實存在的

中國科學院生物物理研究所和北京炎黃經絡研究中心的祝總驤教授等經過20多年的研究，用聲、電和感覺三種生物物理學方法證實人體14條經脈都能精確地測定出來，並與古典經絡圖譜有著驚人的吻合。

現列舉一種聲學方法來說明經絡是真實存在的：用一個小

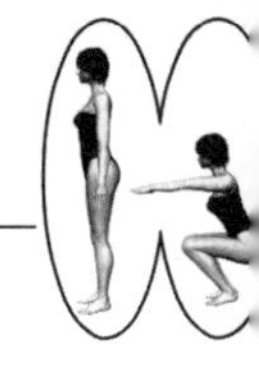

錘沿古典經脈線垂直叩擊，接上聽診器並將聲音放大。當叩擊到經脈線上時，會聽到一種音量加大、聲調高亢、如同叩擊在空洞地方時「砰砰」響的聲音。如果叩擊在經線旁的皮膚上，聽到的聲音是與前不同的低沉的聲音。

這就是用高振動聲測試的方法，還可用電阻測量法和電激發下的機械探測法進行驗證。除此之外，先後有5000多人參加了臨床試驗，證實了人的生命及其機體活動完全是由體內14條經脈及其相關的經絡系統支配並調控的。

312經絡鍛鍊法防治百病

312經絡鍛鍊法的發明人祝總驤教授運用經絡學理論，經過千百次的探索和實踐，從人體14條經脈線中找到了這3條主導全身經絡系統的經脈線，並進一步從全身300多個穴位中，找到了這3條主導經脈線上的3個最敏感的穴點，即合谷、內

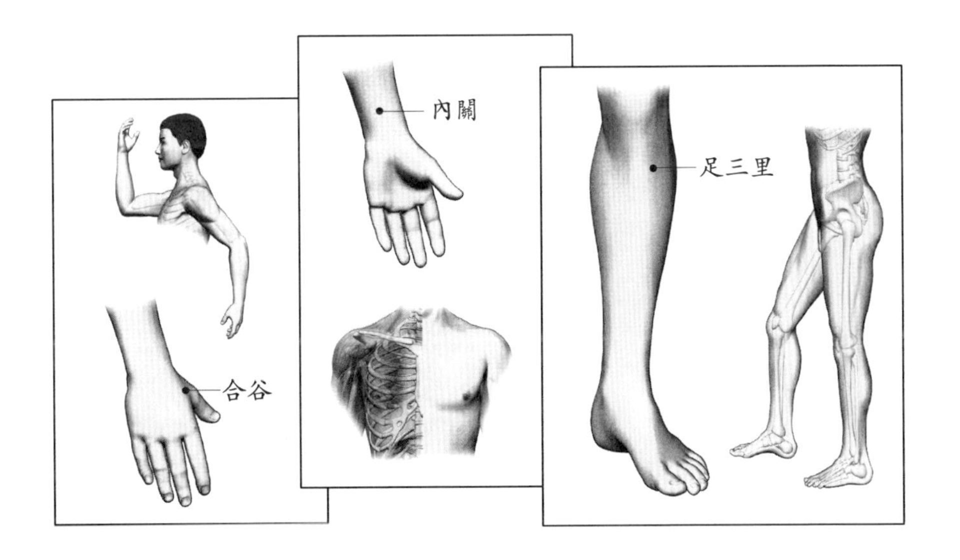

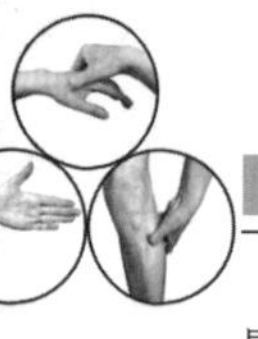

關、足三里。

祝教授創造性地提出了直接按摩這3個穴位來刺激3條主導經脈線，鍛鍊了這3條主導經脈線就牽動並啟動了全身的經脈運動。這就是祝教授首創的按摩點、刺激線、牽動面的科學鍛鍊經絡方法的核心——「312」中的「3」。

「312」中的「1」是祝教授根據人體內有9條經脈線貫穿在腹部的分佈情況，結合人的呼吸運動，提出了用腹部的起伏呼吸動作來強化鍛鍊腹腔內的9條經脈線，使人的精力充沛。

「312」中的「2」是用人體雙腿的屈伸運動帶動全身經絡，達到防病治病、提高體力的目的。

實踐證明，每人每天只要用25分鐘時間進行「312」鍛鍊，就可以防病治病，永葆青春，健康長壽。

實踐證明，合谷、內關和足三里這3個穴位的按摩對一般急性病痛，即能見效；意守丹田、腹式呼吸能鍛鍊腹部9條經脈，對一些慢性病如高血壓、失眠等防治有較好的效果，並可

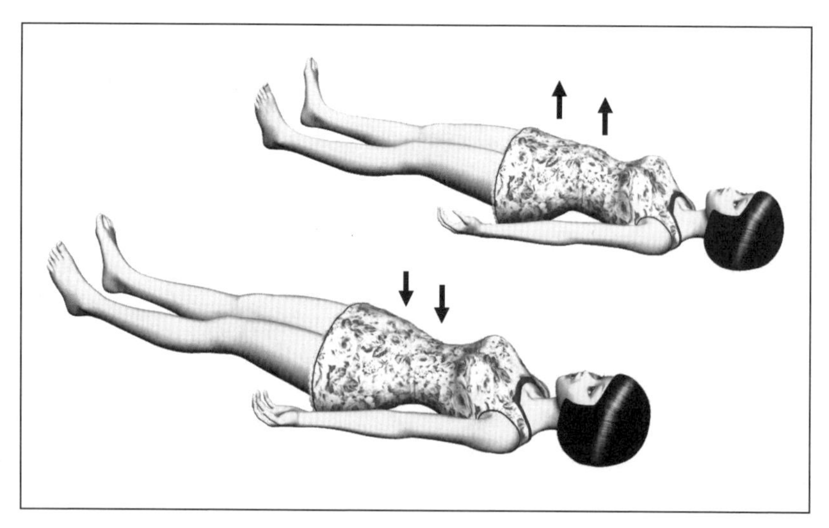

腹式呼吸

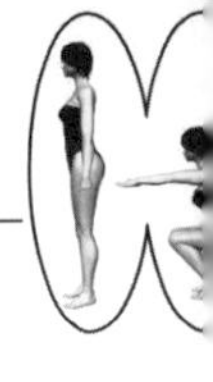

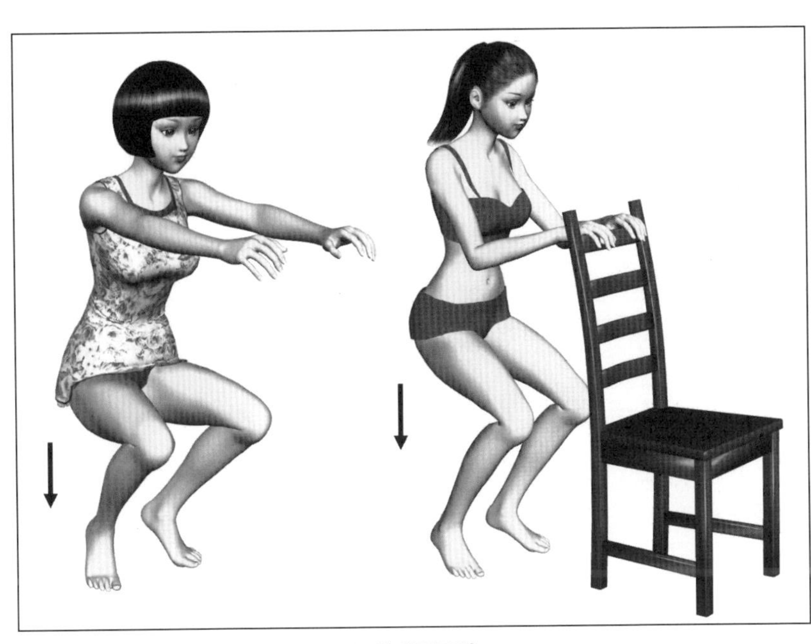

兩條腿運動

使人的精力充沛；以兩條腿運動為主的體育運動是活躍全身經絡，加速氣血運行的簡便方法，可以增強體質，防治百病，對人類三大殺手（腦中風、心肌梗塞、癌症）有重要的預防作用。所以，3種方法的作用不同，效果不同，缺一不可。必須將3個穴位的按摩，一種腹式呼吸鍛鍊和兩條腿下蹲運動結合起來，鍛鍊經絡，才能保證您的健康。

312經絡鍛鍊法的六大特點

1. 自治：

也叫主動醫療，就是不靠打針吃藥，不靠醫院醫生，而是靠自己身上的經絡去治療自己身上的疾病。

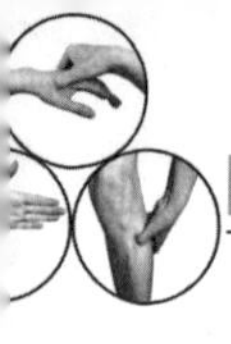

2. 全治：

是指312經絡鍛鍊法對多種疾病都有療效。

3. 根治：

比如一般常見的高血壓、哮喘、冠心病等，吃藥可以緩解症狀，但是停藥後容易復發。312經絡鍛鍊後，疏通血氣效果明顯，可以達到根治。

4. 簡單易學：

312經絡鍛鍊法非常簡單，學了就會用，用了就有效，又無副作用。

5. 節省醫藥費：

312經絡鍛鍊就是靠自己透過按摩、運動的方法達到健康的目的，正如312學習班學員總結的那樣：做經絡鍛鍊，達百歲健康，自己不受罪，兒女免受累，節省醫藥費，造福全人類。

6.治療疑難病：

312經絡鍛鍊不但對常見病很有效，而且對疑難病（中風）、惡性病（癌症）也有防治作用。所以，每天只要做經絡鍛鍊，就能防病治病，青春常保，增強體力，精力充沛，幸福美滿，實現人人百歲健康。

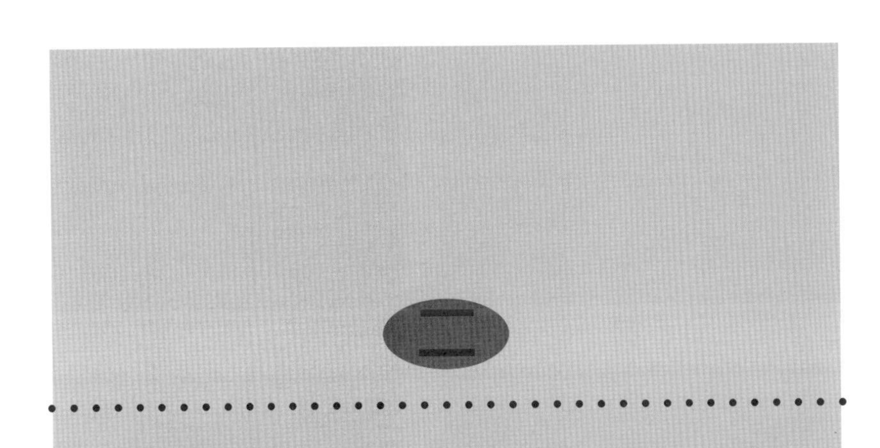

二 312經絡鍛鍊養生法的操作

三個長壽穴位

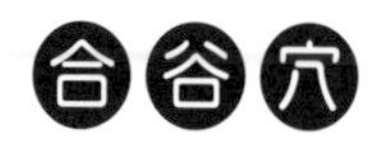

合谷穴

【取穴】合谷穴在手背第一、二掌骨之間，第二掌骨橈側緣中間凹陷處。伸出右手，將拇指和食指分開，展露虎口，把左手拇指橫紋放在右手虎口處，向下按住，拇指點所指處就是合谷穴。

左手合谷穴取穴與右手相同。

【按摩方法】合谷穴找到後，先用左手抓住右手背面，左手拇指點按在合谷穴上，一緊一鬆，有節奏地按壓，一般每兩秒一次。

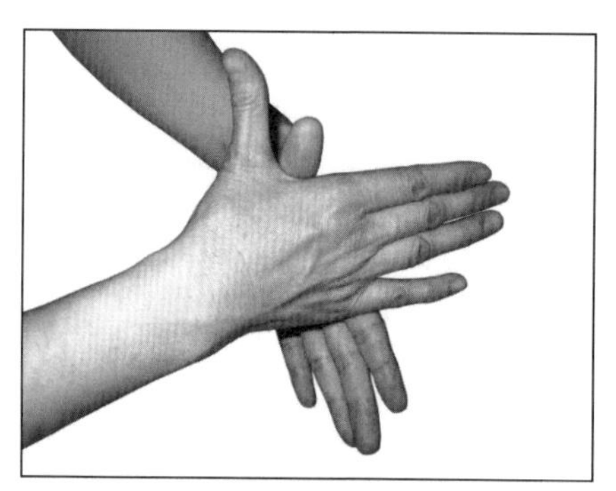

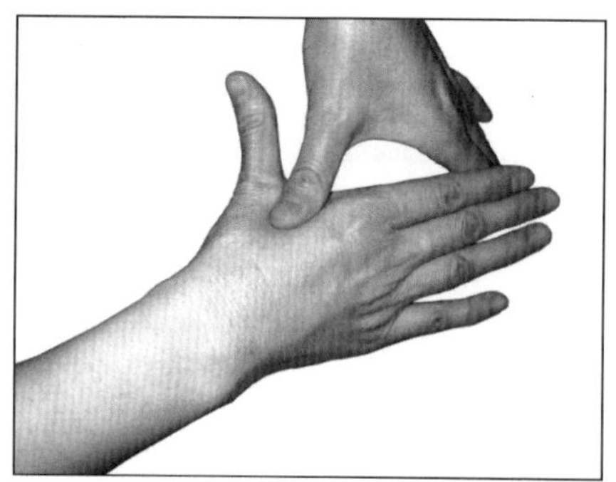

【按後感覺】按後要感覺到酸、麻、脹，有上下走竄才好。

【療效】合谷穴屬於大腸經，又是公認的可治百病的長壽穴。因此，按摩合谷穴對於發生在頭部、顏面部、上肢等部位的疾病，如頭痛、牙痛、發熱、頸椎病、肩周炎等均有較好的療效。

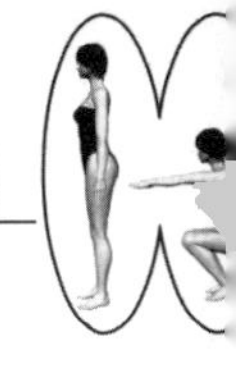

內關穴

【**取穴**】內關穴在腕橫紋上2寸處，即用自己另一手的3個手指，橫放在腕橫紋上，在手腕兩筋間取穴。

【**按摩方法**】用另一手拇指指腹按在內關穴上，其餘四指順勢握緊手腕的外側，指甲要剪短，有節奏地按壓。

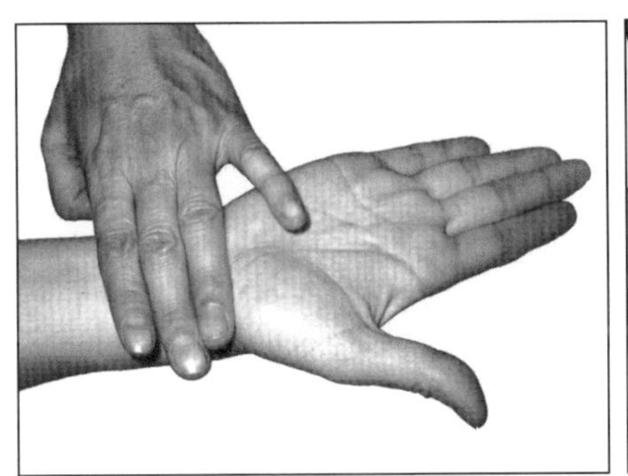

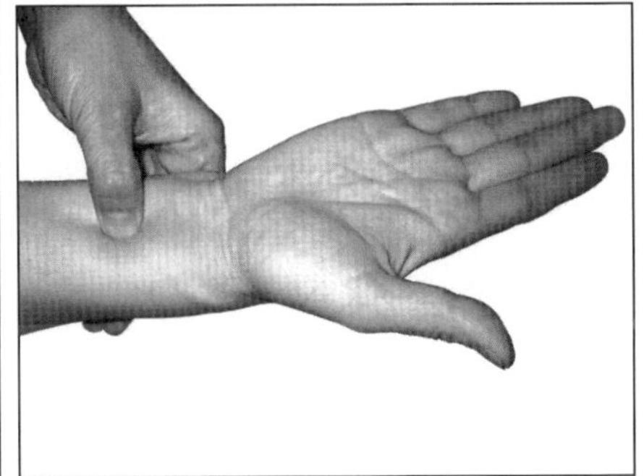

【**按後感覺**】按後要感覺到酸、麻、脹，並放射至手指端或上臂。

【**療效**】內關穴屬於手厥陰心包經，該穴從胸中開始，由膈肌，進入掌中，至中指止。按摩內關穴對於心臟病、胃病、乳腺疾病等有特效。另外，按摩內關穴還可以緩解暈車、眩暈、嘔吐等。

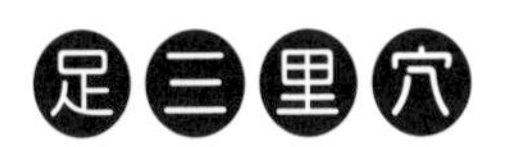

足三里穴

【**取穴**】足三里穴在腿上，每個人膝蓋髕骨下外側都有個凹陷，這個凹陷是犢鼻穴，足三里穴距離犢鼻穴有4指，即將自己的4個手指橫放在犢鼻穴下，於脛骨旁一橫指即可準確找到足三里穴。

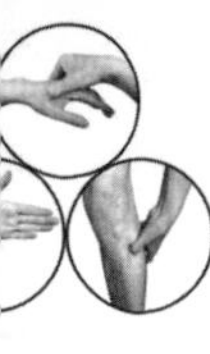

【按摩方法】可用大拇指按摩足三里穴，也可用口紅蓋、小刮痧板、小竹棍等器械行輔助按摩，節奏為每兩秒一次。

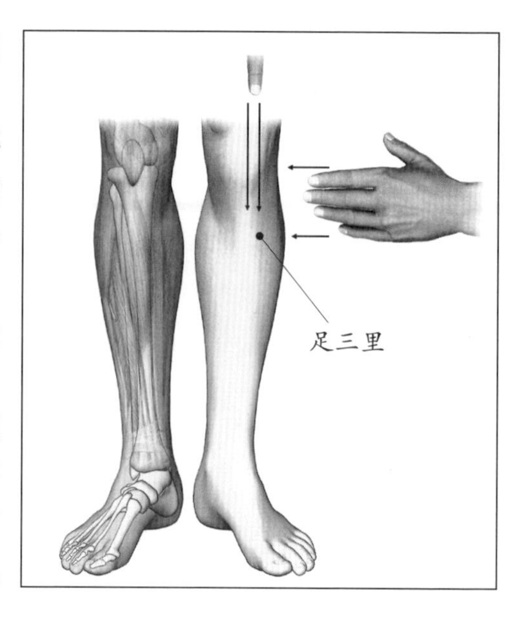

【按後感覺】按後局部感到酸、麻、脹。按摩足三里穴有一個顯著特徵，即按後半小時內，肯定對胃有疏通作用，會出現打嗝、排氣等現象。

【療效】足三里穴屬於胃經，該經從頭到腳，縱貫全身，故對五臟六腑均有調節作用，對牙痛、頭痛、發熱、鼻炎、口腔潰瘍、頸椎病、高血壓、腹脹、胃痙攣等均有較好的效果。民間有這樣的說法：要得安，三里常不乾。就是說想平安無病，就要經常刺激足三里穴。

一種腹式呼吸

【方法】平臥或端坐，全身放鬆，意念集中在丹田，儘量排除雜念，保持胸部不動。用鼻子吸氣，慢慢地吸，意想所吸之氣達到小腹（丹田），讓小腹慢慢地鼓起來。呼氣時，收縮腹肌，小腹凹進去。

開始時，可能會快些，每分鐘10次左右，以後逐漸減少到每分鐘4～5次，每天早晚各做1次，每次5分鐘。

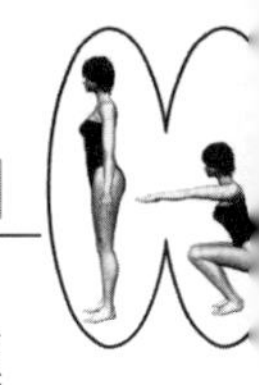

【作用】腹式呼吸能調動體表的9條經絡，促進氣血的運行，使人體各個系統都處於穩定平衡狀態，也有助於大腦的調整和安靜。

除此之外，腹式呼吸對局部血液循環和淋巴循環也有促進作用，能增加肺通氣量，促進各臟器的經絡氣血活動，增強臟器的功能。

【注意事項】腹式呼吸一定要因人而異，不要盲目地與他人攀比，要根據每個人的身體情況進行。不同性別、不同年齡、不同體質的人，呼吸的次數、頻率不同，尤其是心腦血管病和哮喘病的患者，更要嚴格掌握呼吸的深度和頻率，要循序漸進，不要刻意追求達到某種標準。

兩條腿運動的體育鍛鍊

312經絡鍛鍊法中提倡的以兩條腿為主的運動可以多種多樣，如下蹲、散步、爬山、跳舞等。透過大量的臨床驗證：下蹲是一種比較好的運動方式。

【方法】自然站立，全身放鬆，雙腳分開如肩寬。雙臂伸直，平舉至胸前，開始下蹲。起立，收臂，一般每次可做5～10分鐘，或每次下蹲50個，每日1次。

開始時可先蹲20個，逐漸增加。身體虛弱者，可藉助身邊的支撐物，如牆、床、桌子、椅子或院子中的樹木等，進行下蹲活動，貴在堅持。

【作用】人的每條腿上都有6條經脈走行，這些經脈可以調節五臟六腑，加速氣血運行，使人體經脈通暢，臟腑的功能達到一種新的平衡。

【注意事項】在進行下蹲運動時要循序漸進，開始時不要

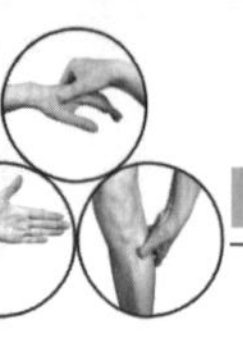

一次做很多，要使運動量保持在活動後稍有氣喘，脈搏跳動在每分鐘120次以內，如果超過了這個限度，就會使身體感到疲勞，不利於養生。

按摩穴位時要注意保溫

經絡只有在適當的溫度（25℃左右）下按摩穴位才能被激發活躍起來。針灸實驗表明，如果把溫度降到20℃以下，則針刺的「得氣」（酸、麻、脹感覺）現象就會不明顯，因此，臨床上經常會看到灸與針、灸與拔罐一起操作，即在針灸和拔罐前先在穴位上進行艾灸，當局部溫度升高後，再進行針灸和拔罐，使治療效果更加顯著。

有資料報導，很多頑固性疾病，如感冒高燒不退、肺炎、哮喘、冠心病、消化道潰瘍等，只要在其背部熱敷10～20分鐘，每天2次，就可逐漸控制這些症狀。這說明要使經絡發揮作用，溫度的刺激和保溫至關重要。所以，在進行穴位按摩和

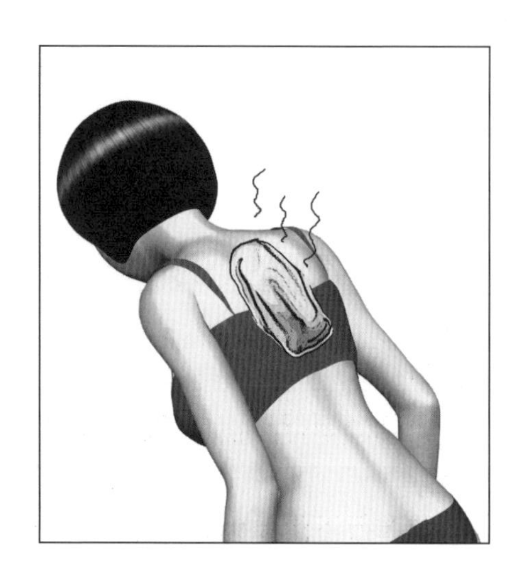

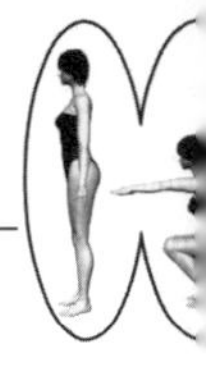

腹式呼吸時，必須在25℃左右的溫度條件下進行，如果室溫達不到，可以蓋上被子操作。

意守丹田，腹式呼吸能治什麼疾病

腹式呼吸是一種以「靜」為主的全面經絡鍛鍊，對各種疾病，如高血壓、失眠、糖尿病、胃炎、潰瘍病、肝膽疾病、心肺疾病、肥胖等臟腑疾病的防治均有效。堅持做腹式呼吸，可以使人精力充沛，青春常葆，百歲健康。

下蹲是適合中老年人的體育鍛鍊

體育鍛鍊的方法有很多，要根據年齡、體力和個人愛好，要因人而異。慢跑、下蹲、游泳、散步等都屬於有氧運動，可以根據自己的情況進行選擇。

實踐證明，下蹲是適合中老年人的體育鍛鍊。下蹲不受場地、時間的限制，在室內就可以進行；老年人可以扶著桌、床、椅自練，安全可靠。

治病保健，找尋適合自己的「312」

初學312經絡鍛鍊法的人首先要考慮手法是否正確，如果按摩時確實沒有酸、麻、脹的感覺，可沿著其經脈線找其他穴位按摩。但是要記住，就是不敏感的穴位按摩，也有醫療保健的作用。

如果按摩合谷穴不敏感，可以循其經脈向上找手三里、上廉（前臂背面橈側，肘橫紋下一橫指）穴或曲池穴按摩；內關

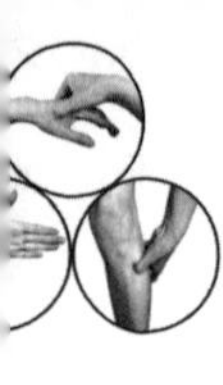

穴不敏感，可以循心包經向上找到郄門穴或曲澤穴等較敏感的部位進行按摩，同樣可以達到治療的效果。

對於一些疼痛的疾病，可在疼痛局部按摩，也可緩解疼痛，這就是在尋找適合自己的312經絡鍛鍊法。

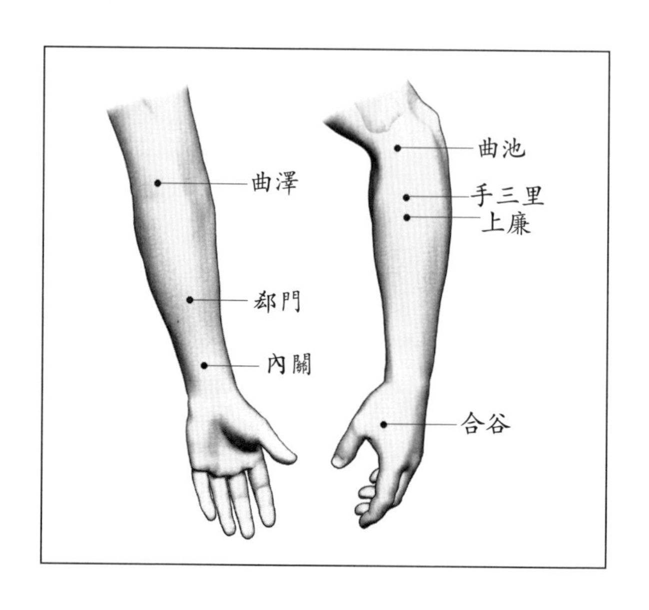

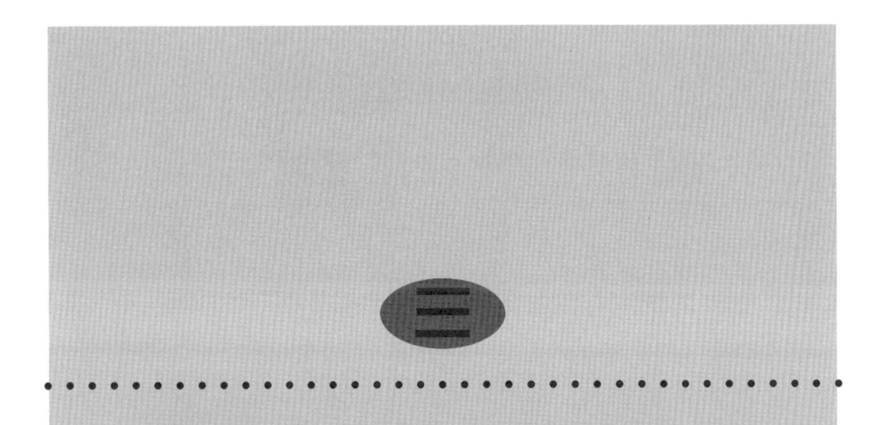

三 312經絡鍛鍊法防疾病

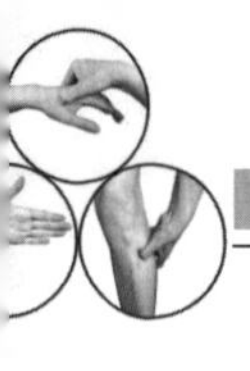

感冒

感冒又稱傷風，是由多種病毒引起的常見呼吸道疾病，表現為咽部乾燥發癢、鼻塞、打噴嚏、流涕，可伴有全身酸疼乏力、頭痛、腹脹、便秘或腹瀉等症狀。

312經絡鍛鍊防治感冒法

1. 大力度按揉雙側內關、合谷穴，每穴按壓100下，每天2次。

2. 每天做2次腹式呼吸，每次3分鐘。

3. 兩手握拳，左拳捶打左腿足三里穴，右拳捶打右腿足三里穴，左右各30下。取穴要準確，捶打時前臂放鬆，動作自然。

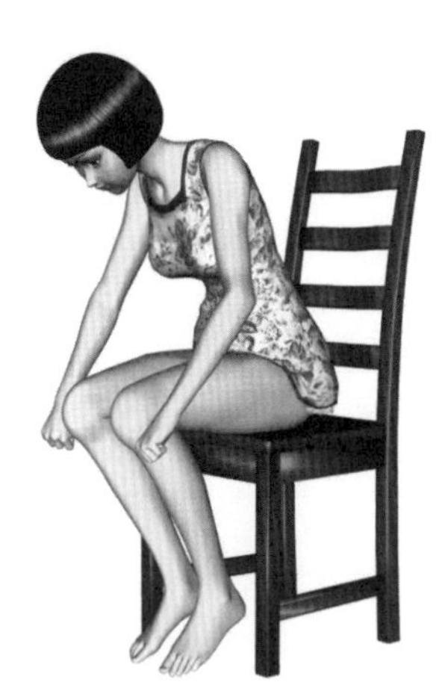

拳捶足三里

輔助按摩

1. 雙手五指併攏緊貼頸部做前後搓擦，搓擦時手掌儘量與搓擦部位緊貼，以產生熱感為度。

2. 對全身頭面部經穴進行重點按摩，如雙側太陽穴、鼻旁迎香穴、頭頂百會穴、腦後風池穴等。感冒嚴重者可由他人協助按摩，每天1次，每次每個穴位按摩2分鐘。

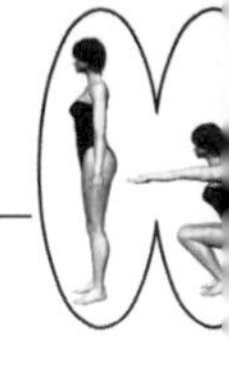

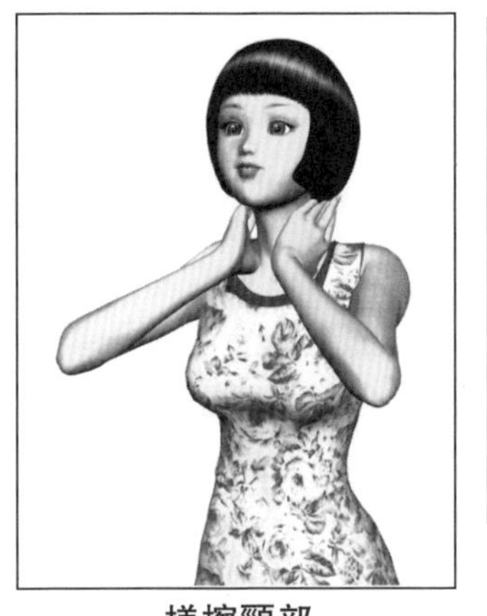

搓擦頸部

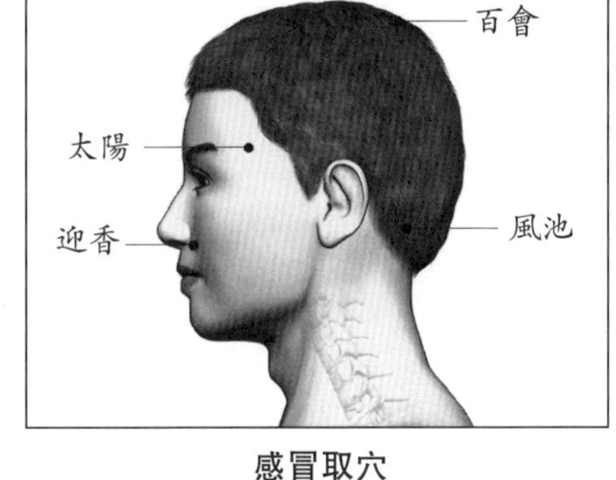

感冒取穴

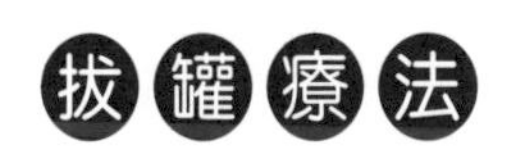

拔罐療法

選真空罐或火罐，拔後脖頸最高骨下的大椎穴、大椎下的肺俞穴、肚臍下的關元穴。每次10～15分鐘，每天1次。

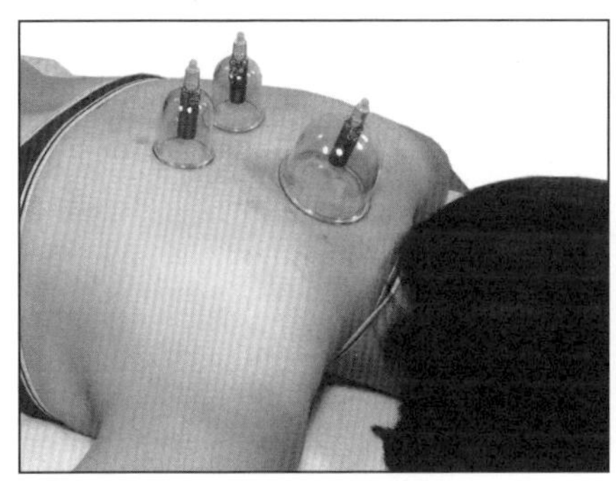

拔大椎、肺俞

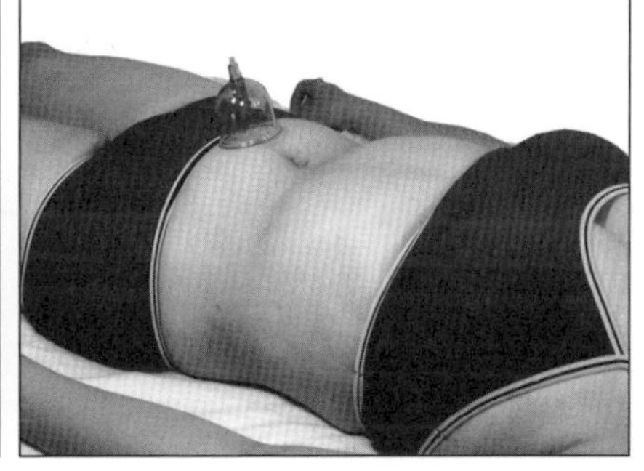

拔關元

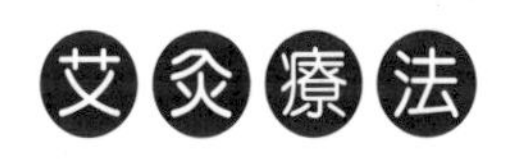

艾灸療法

到藥店買艾條或艾炷，灸大椎穴及旁邊的風門穴，每次灸15分鐘，每天1次。

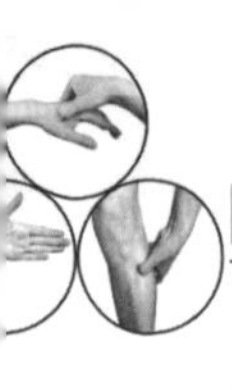

感冒自我防護

1. 加強防寒保暖，冬季衣著要鬆軟、輕便、貼身。

2. 重視飲食調理，日常膳食要多吃些瘦肉、禽蛋、魚類、豆類、新鮮蔬菜、水果等，以防皮膚乾燥。

3. 加強室內空氣流通，要開窗通風，保持空氣新鮮，陽光充足。

4. 應堅持每天運動，以增強體質，防病保健，如打太極拳、慢跑、做操等。

5. 每天早晨洗臉時，捧冷水於鼻孔處，輕輕吸入，旋即擤出，反覆3～4次，堅持半月，對極易感冒者有預防作用。

流行性感冒

流行性感冒又叫流感，是由流感病毒由呼吸道傳播而引起的急性傳染病。起病時，咽部乾燥、發癢、鼻塞、流涕。

有時病變可向下發展，影響喉部、氣管、支氣管，出現聲音嘶啞、咳嗽、胸悶等症狀。伴有全身酸痛、乏力、頭痛、腹脹、食慾不振、便秘等症狀。

312經絡鍛鍊防治流行性感冒法

1.大力度按揉雙側內關、合谷穴，每穴按壓100下，每天2次。

2. 每天做2次腹式呼吸，每次3分鐘。

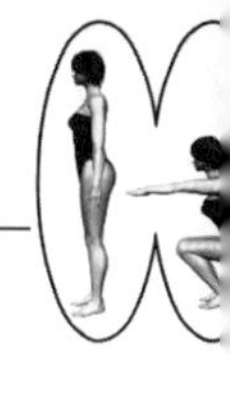

3. 兩手握拳，左拳捶打左腿足三里穴，右拳捶打右腿足三里穴，左右各30下。取穴要準確，捶打時前臂放鬆，動作自然。

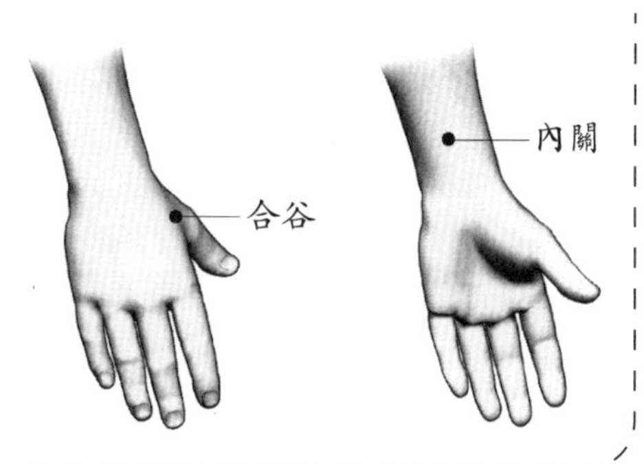

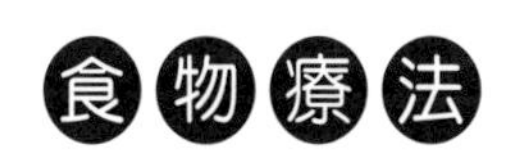

輔助按摩

用雙手食指指腹按揉迎香穴20～30次，再按揉鼻通穴（位於鼻唇溝上端盡頭，軟骨與硬骨交接處）15～20次，再用雙手食指緊貼在鼻翼兩側，上下按揉20～30次，以局部感覺發熱為度。每天2～3次。

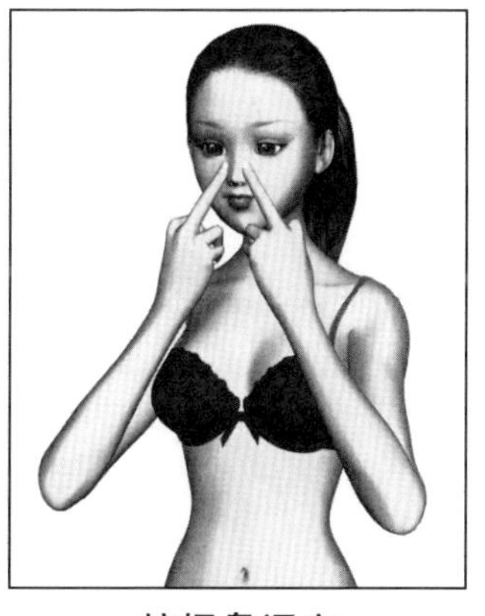

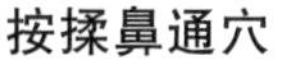
按揉鼻通穴

食物療法

1. 香菜30克，黃豆50克，加水煮爛，早、晚分服。

2. 蘇葉、生薑各3克，大棗3枚，一起切碎，加白糖或冰糖適量，沸水沖泡，加蓋悶片刻後飲。

慢性支氣管炎

慢性支氣管炎是常見多發病，俗稱「老慢支」。凡每年咳嗽、咯痰或伴有喘息，持續3個月，並連續2年或以上者，排除心、肺等其他疾病，即可診斷為慢性支氣管炎。

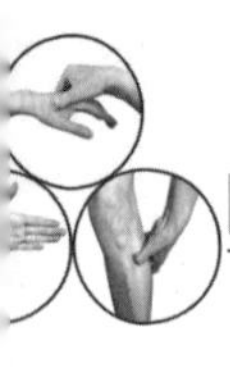

312經絡鍛鍊防治慢性支氣管炎法

1. 每天做2次腹式呼吸，每次5~10分鐘，如果仰臥位做腹式呼吸不方便，可以採取坐位進行。

2.按摩合谷、足三里穴，每次按壓2分鐘，每天2次。

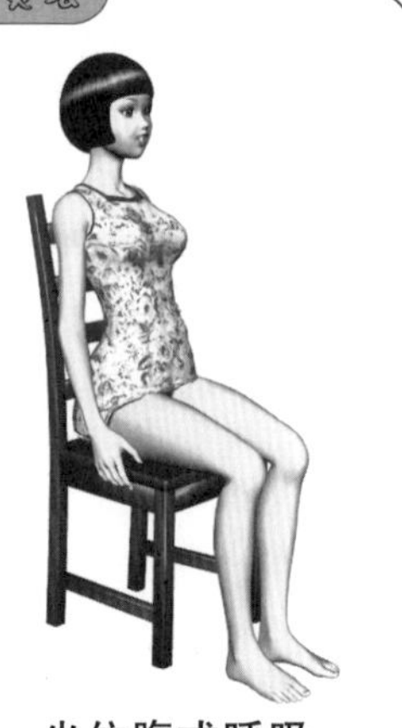

坐位腹式呼吸

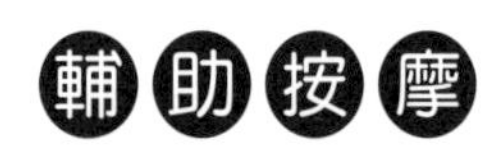

輔助按摩

按摩咽喉下邊的天突、華蓋穴，後背大椎、定喘穴，兩乳中間的膻中穴，臍下的氣海、關元穴。可自己按摩，也可由他人協助按摩，每天1次，每次每個穴位按摩2分鐘。

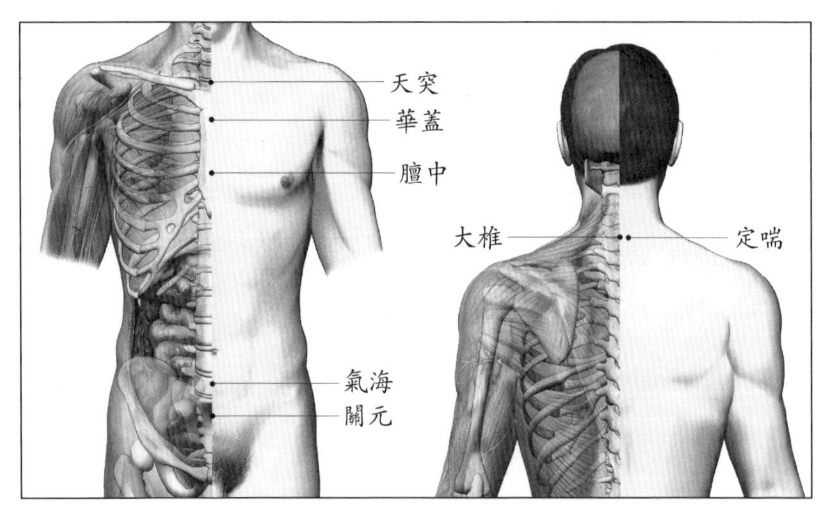

慢性支氣管炎取穴

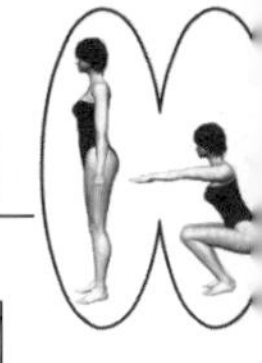

刮痧療法

1. 用刮痧板刮後頸部的最高骨下的大椎、風府、肺俞，刮至起痧。

2. 刮肘部的曲池、尺澤穴，每日1次。

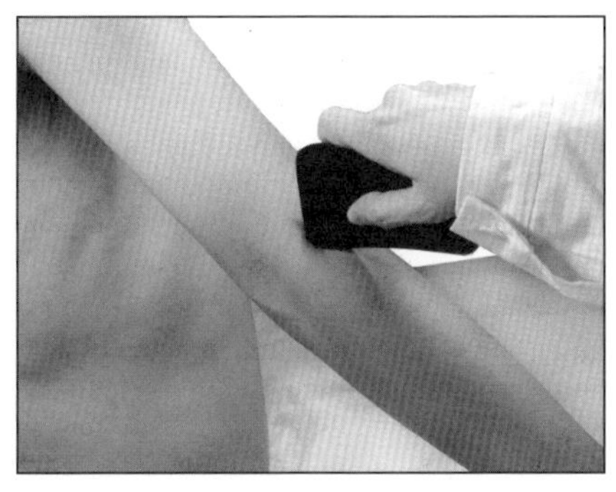

刮曲池穴

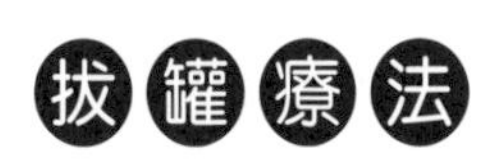

拔罐療法

1. 先拔咽喉下的天突穴、兩乳中間的膻中穴、肩下的中府穴，留罐15分鐘。

2. 俯臥位，拔大椎、肺俞、腎俞穴，留罐25分鐘。每日治療1次，10次為1療程。

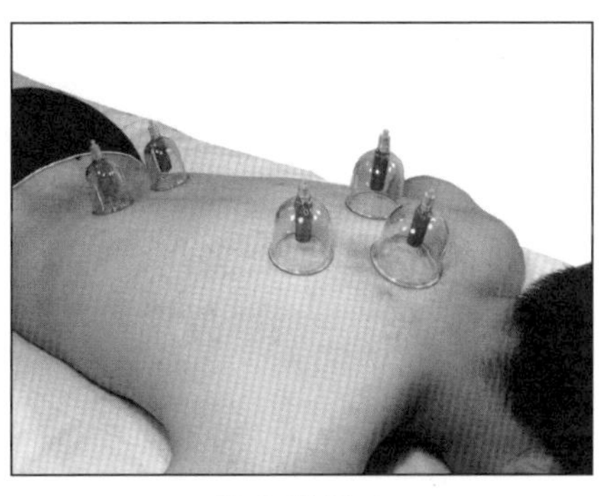

拔大椎等穴

支氣管哮喘

輔助按摩

1. 用食指或中指的指腹按揉膻中、天突穴各2～3分鐘，按揉天突穴時注意用力方向應向下方。

2. 用拇指或食指按揉迎香、魚際等穴，每天1～2次，每次50下。

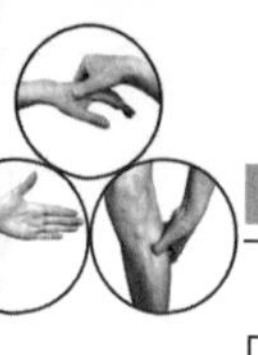

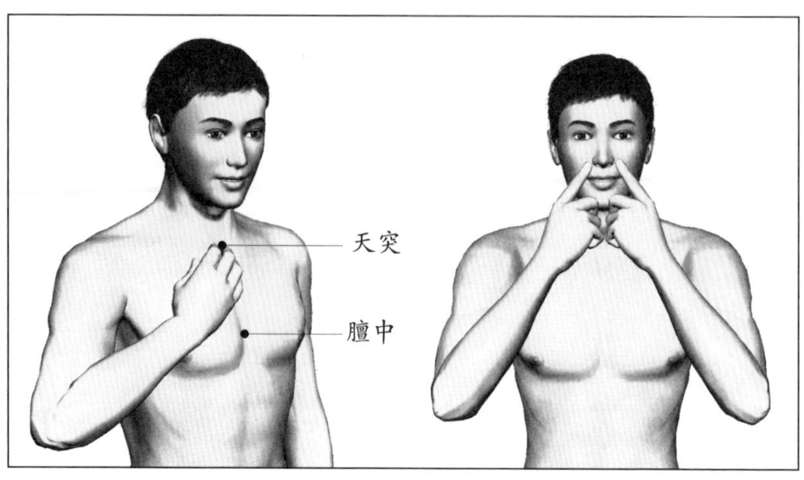

支氣管哮喘取穴

312經絡鍛鍊防治支哮喘法

1. 增加腹式呼吸的次數和時間，每天可做3次，每次5～10分鐘。

2. 按摩合谷、內關、足三里穴，手法要重一點，要有酸、麻或脹的「得氣」感。每次按壓2分鐘，每天2次。如果效果不理想，在按摩時背部要熱敷。

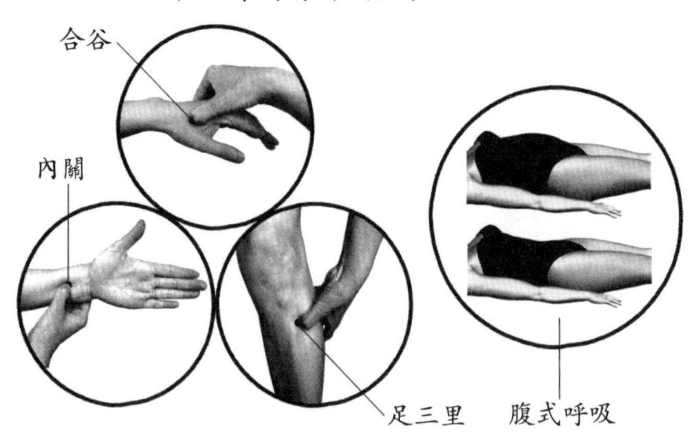

支氣管哮喘自我防護

1. 要保持穩定良好的情緒，避免受刺激，因為不良的精神狀態會觸發哮喘。

2. 平時要預防感冒，積極參加適合自身的體育鍛鍊，如太極拳、慢跑、游泳等，以提高機體的應激能力。

3. 避免接觸和吸入花粉、塵蟎、眞菌孢子等過敏原，脫離過敏原，可以減少誘發外源性哮喘的機會。

4. 要堅決戒菸戒酒，飲食以清淡為主，不吃帶魚、黃魚、鯡魚、蝦、蟹、肥肉、雞蛋等食品，忌吃芥菜、西瓜、酒釀等。要多食新鮮的蔬菜和豆製品，以及適當吃一些潤肺養腎的食品，如蓮子、栗子、枇杷、梨、馬鈴薯、銀耳、胡桃、豬肺、羊肉等。

病例

楊某，男，75歲，幹部。

【病史】1994年冬因感冒引發支氣管炎合併哮喘，從此以後，每到冬季只要感冒，就引發支氣管炎並伴有哮喘發作，嚴重時必須住院治療。

【主要症狀】喘息、憋氣、氣短、身體虛弱。

【治療史】曾服用各種治療哮喘的中西藥物，只能暫時緩解，未能根治。

【312鍛鍊效果】自2005年12月開始聽祝教授講課後，堅持每天早、中、晚各練1次「312」，上午、下午看書、看報時加強腹式呼吸各1次；此外，加按雙手商陽、列缺、外關等穴，一年來沒有發生過一次感冒和哮喘。

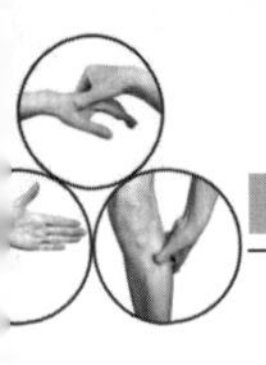

咳　嗽

咳嗽是肺系疾病的主要症狀之一，是一種保護性的反射動作。咳嗽能把呼吸道過多的分泌物順著氣流排出體外。但是，咳嗽日久會耗散肺氣，所以必須及時防治。

312經絡鍛鍊防治咳嗽法

1. 每天做2次腹式呼吸，每次5～10分鐘，如果仰臥位做腹式呼吸不方便，可以採取坐位進行。

2. 按摩合谷、足三里穴，每次按壓2分鐘，每天2次。

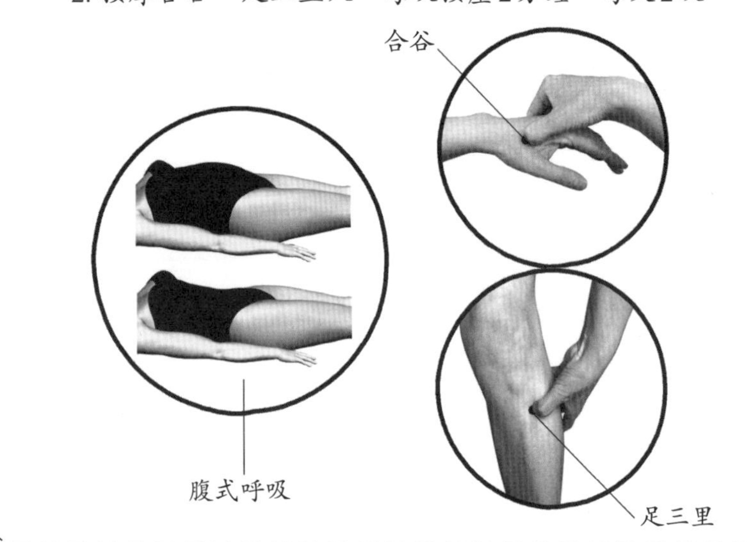

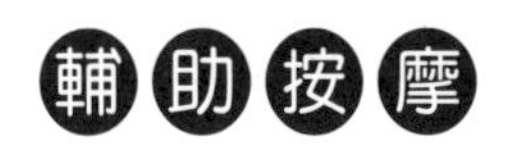

擦熱雙足心，按摩肺俞、中府、合谷、天突等穴各1分鐘，咳嗽即可緩解。

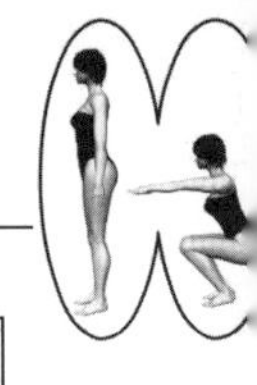

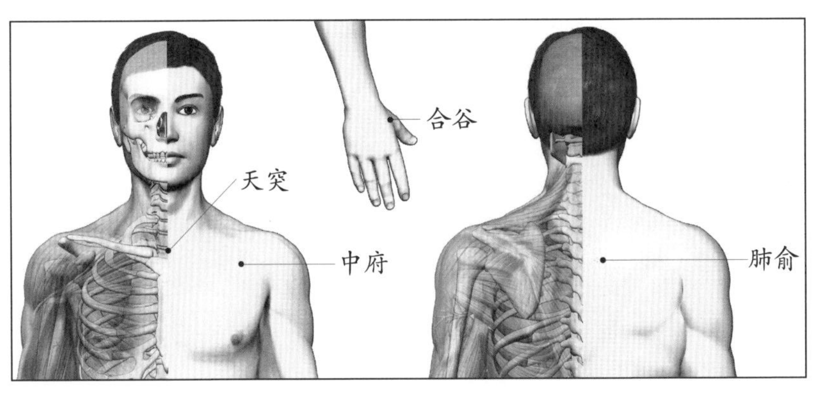

咳喘取穴

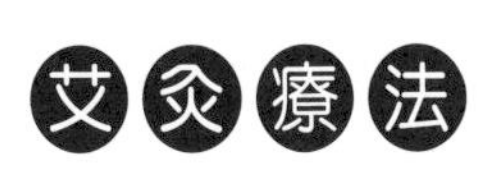

艾灸療法

灸肺募穴（在胸部第2肋間隙旁開1.5寸處），兩側各灸3～5壯，同時灸尺澤、合谷、大敦穴各2壯。

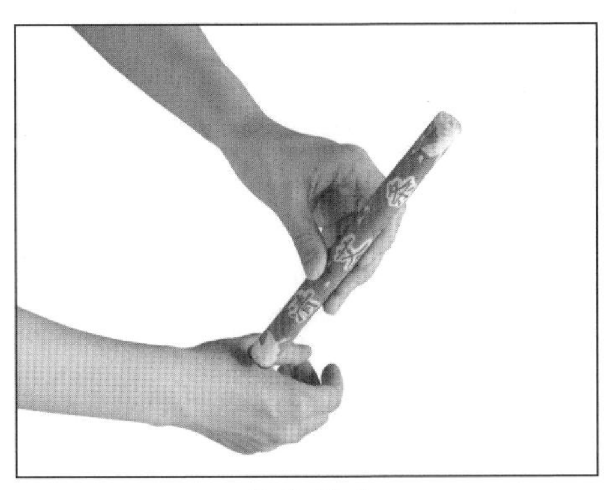

灸合谷穴

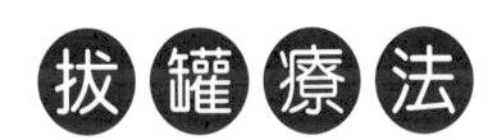

拔罐療法

拔肺俞、風門穴，每天1次，每次10～15分鐘。

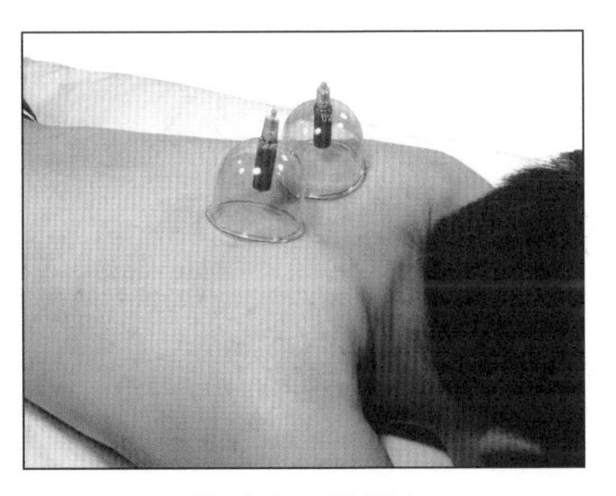

拔肺俞、風門穴

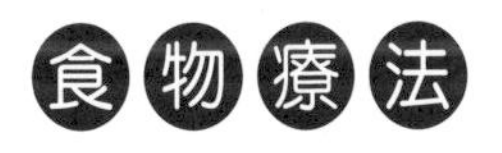

食物療法

1. 老生薑數片、綠茶葉1撮，同放小碗內，用開水沖泡，再磕入2個雞蛋，注意蛋黃不能打散。放幾塊冰糖，小火燉1～1.5小時，每晚吃1次，連吃3天。

2. 冰糖500克，投入500毫升老陳醋中浸泡，2天後冰糖熔化，即可飲用。早飯前、晚飯後各飲10～15毫升。

3. 紅皮蘿蔔適量，洗淨，切成薄片，放在碗中，在蘿蔔片上倒上飴糖，放置一夜，待溶化蘿蔔糖汁後頻頻飲用。

4. 去皮大蒜500克，搗爛取汁，加白糖適量，每次飲1匙，每天3次。

5. 松子仁50克，核桃仁100克，共搗爛如泥，加入蜂蜜適量調成膏。每次服6克，每天2次。

6. 鴨梨3個，粳米50克，加水適量煮成粥，趁熱食用。

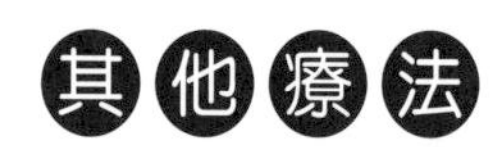

咳嗽期間，每天吹氣球，吹到臉紅脖子粗為止。每天吹多次，連吹數天。

肺心病

肺心病是肺源性心臟病的簡稱，是因胸廓、肺組織或肺大小動脈的病變引起肺循環阻力增加，發生肺動脈高壓而導致右心室肥大，最後發展為右心衰竭的一種繼發性心臟病。臨床表現為咳嗽、咳痰、呼吸明顯困難、心悸、氣急、發紺、煩躁、嗜睡甚至昏迷。

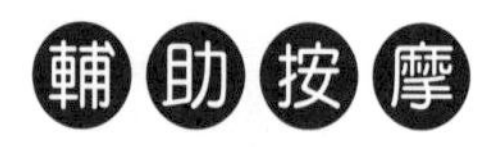

俯臥在硬板床上，按摩者雙手半握拳，兩食指抵脊柱上，兩拇指垂直，拇、食指捏起脊柱兩側皮膚，從尾骶部向上至大

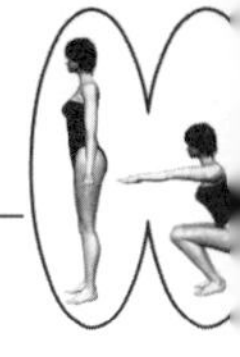

椎穴，每隔5公分將捏起的皮膚向上提起1次，反覆3次。再用兩拇指自上而下按摩脊柱兩旁，共3次。

最後，用雙手拇指重按腎俞穴片刻，每天1次，6天為1療程。

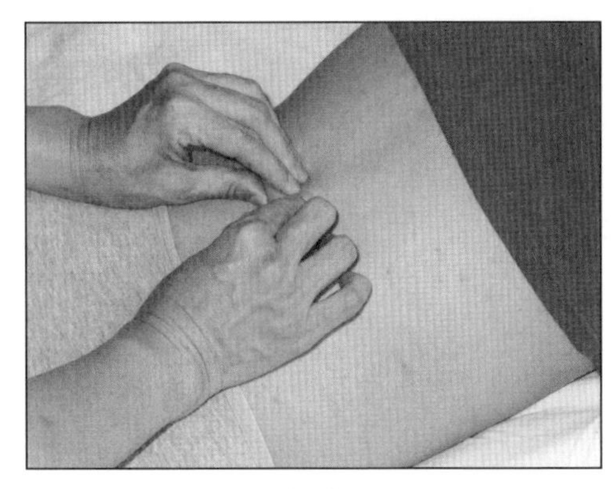

捏脊

312經絡鍛鍊防治肺心病法

1. 每天做2次腹式呼吸，每次5～10分鐘，如果仰臥位做腹式呼吸不方便，可以採取坐位進行。

2. 按摩合谷、足三里、內關穴，每次按壓2分鐘，每天2次。

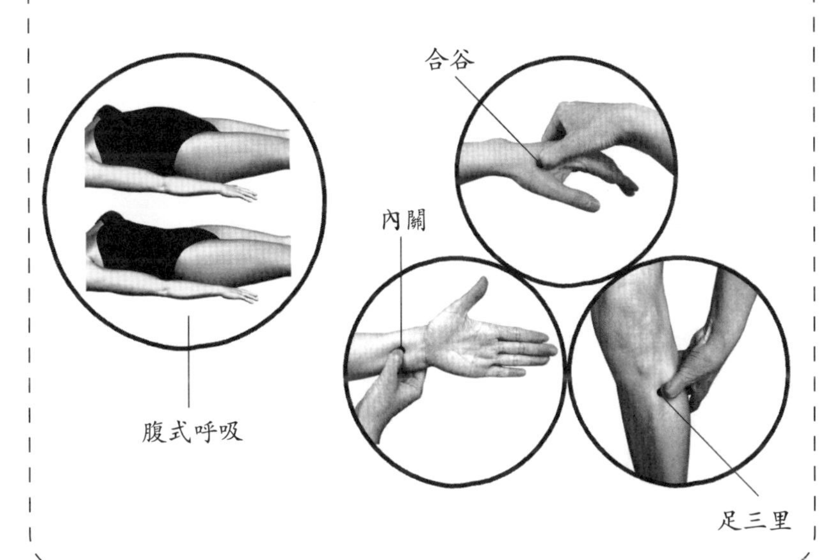

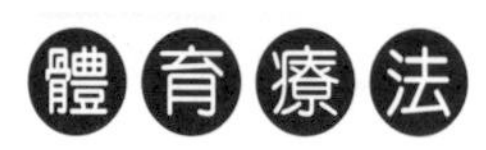

先用左手掌拍打右胸部，從胸部自上而下，從腋下至胸骨，輕拍5遍，再換右手拍打左胸部5遍。每天3次。

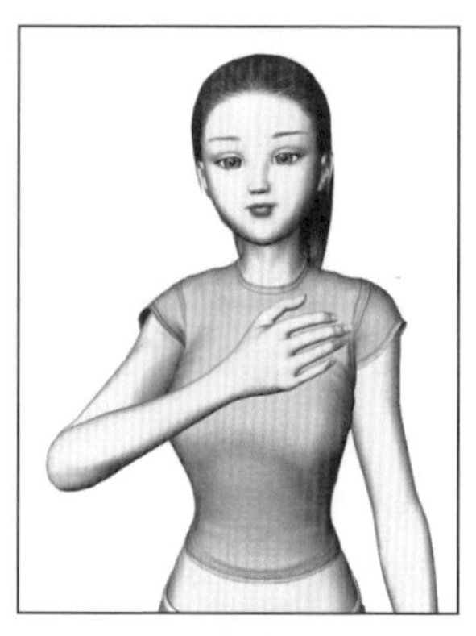

拍胸

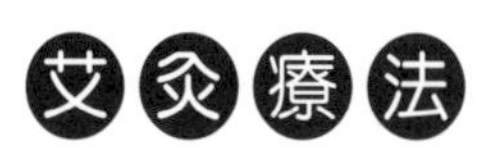

艾條灸肺俞、定喘、心俞、大椎、天突穴，每穴各灸10～15分鐘。每天或隔天1次，重者可每天灸2次，5次為1療程，間隔5～7天後進行下1療程。

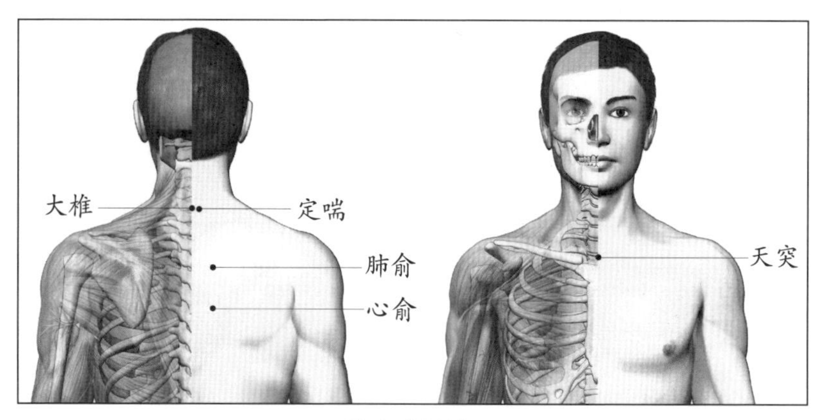

肺心病取穴

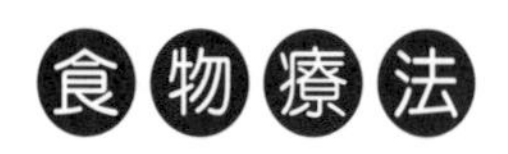

1. 白果10～15克，豆腐皮30～45克，粳米50～60克，同煮粥。早、晚食用。

2. 鮮百合50克，杏仁10克，粳米50克，白糖適量，共煮粥，早、晚食用。

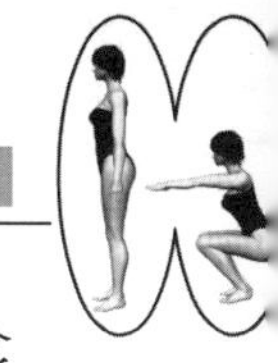

3. 杏仁（去皮、尖，打碎）10克，大鴨梨1個，煮湯後食用。

4. 茶葉10克，加水煮濃汁100毫升，去渣，加入粳米50克、白糖，再加適量清水，熬粥，當天分2次喝完。

失　眠

失眠是一種常見的睡眠障礙，指經常性睡眠不足，或不易入睡，或睡而易醒，或醒後不能再度入睡，甚至徹夜不眠，伴有頭暈、心悸、健忘、神疲乏力、腰酸耳鳴、食慾不振以及遺精、陽痿等症。發病原因有心理性、病理性、精神性和藥物性等多種因素。

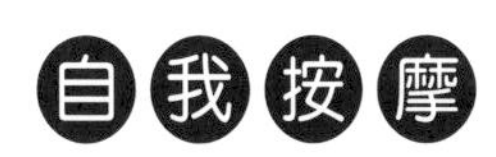

1. 雙手十指分開，用指尖輕輕叩打頭皮1～2分鐘。

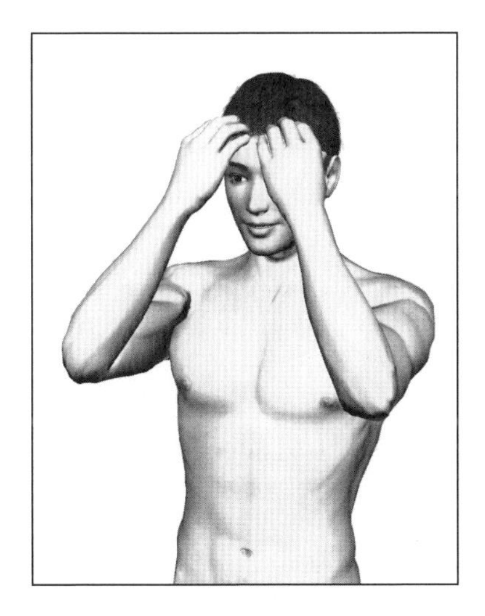

梳理頭髮

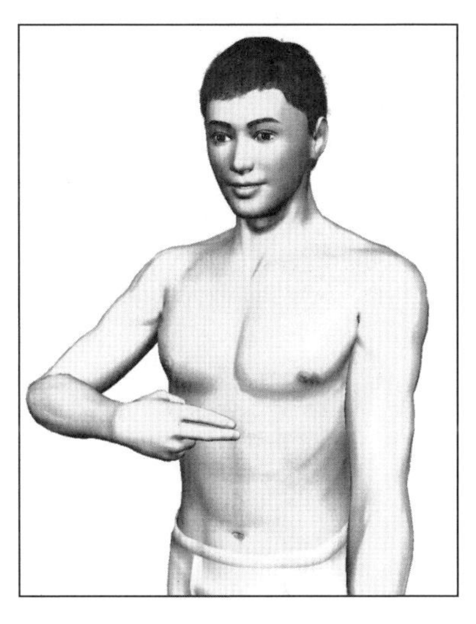

點揉中脘

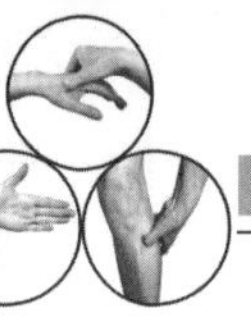

2. 雙手掌指及指間關節微屈，以指端或指腹著力，從前髮際開始向後枕部梳理20～30遍，動作緩慢自然，用力均勻柔和。

3. 食指屈曲，由輕到重輪刮上、下眼眶50次。

4. 用手掌以肚臍為中心逆時針按摩腹部5～10分鐘，並用中指指腹點揉腹部中脘、關元、氣海穴各1～2分鐘。

5. 中指或拇指按揉小腿上的足三里、三陰交穴各1分鐘。

6. 擦湧泉穴120次，直到腳心發熱為止。

312經絡鍛鍊防治失眠法

1. 堅持做腹式呼吸，最好臨睡前做。方法是平臥，全身放鬆，吸氣時讓腹部充分鼓起來，呼氣時讓腹部癟下去，把腹腔、胸腔裡的氣體全部呼出去。每分鐘能做5～6次最好，開始做時可能做不到，慢慢地就會習慣了。

2. 每天可做兩次下蹲運動，每次50下。

3. 睡前兩手握拳，敲打兩腿上的足三里穴各100下，搓腳心（腳底上部1/3處的湧泉穴）100下。

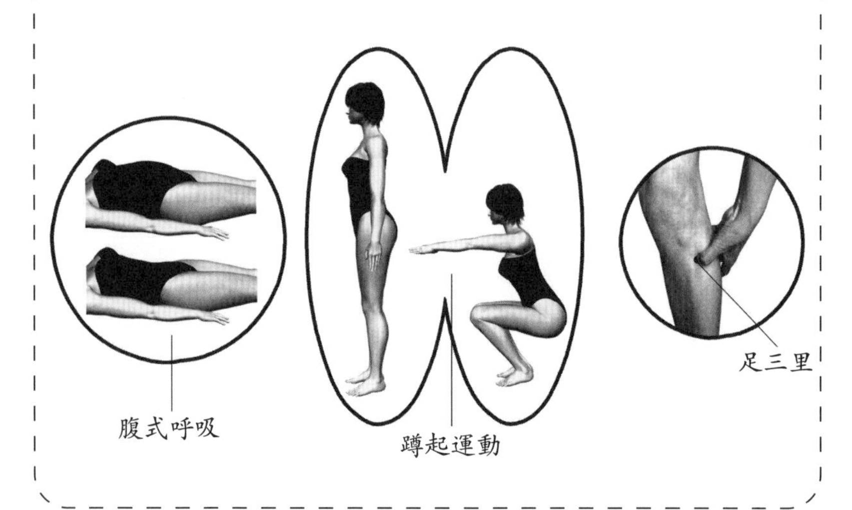

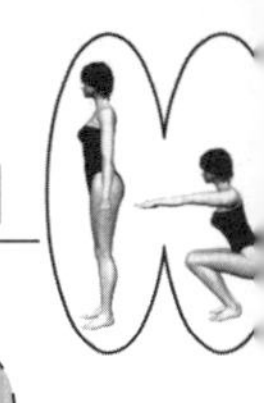

失眠自我防護

1. 生活應有規律，睡前不吸菸，不喝茶及咖啡，可用熱水泡腳。

2. 加強鍛鍊，勞逸結合，可選擇打太極拳。

眩 暈

「眩」是眼花，「暈」是頭暈，兩者常同時並見，故稱「眩暈」。輕者閉目片刻即止，重則天旋地轉不定，無法站立，即使臥床也不敢動彈。伴有噁心嘔吐、出汗，甚至昏倒等症狀。

312經絡鍛鍊防治眩暈法

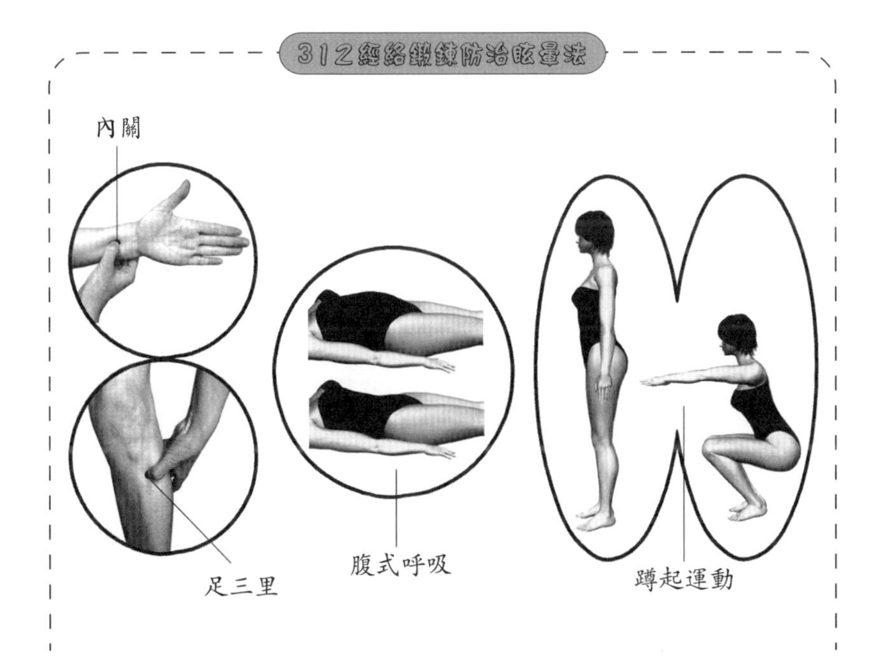

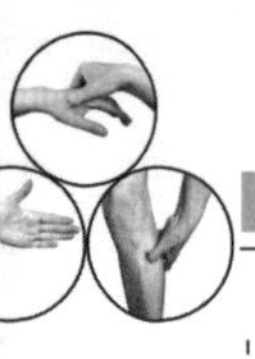

1.頭暈不嚴重的，可自行按摩合谷、足三里各2分鐘，做腹式呼吸5分鐘，有能力的可進行兩條腿下蹲運動，這對緩解頭暈有很大的益處。

2. 頭暈嚴重的，應由他人進行按摩：患者坐位或仰臥位，操作者拿風池5~7次。推印堂、太陽共5分鐘。抹前額眼眶5~7遍。推睛明、攢竹、魚腰、四白共5分鐘。按揉中脘、合谷、足三里各2分鐘。

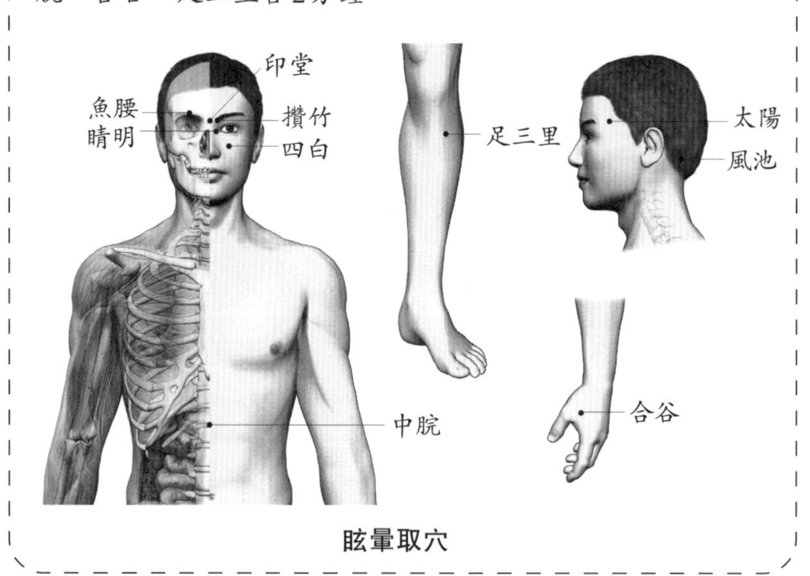

眩暈取穴

原發性高血壓

診斷高血壓的標準是：凡在安靜時收縮壓≥140毫米汞柱，舒張壓≥90毫米汞柱，即可診斷為原發性高血壓。初期常無自覺症狀，有時偶有頸部或頭部脹痛、頭暈、眼花、心慌、胸悶等。後期可出現心、腦、腎損害的症狀。

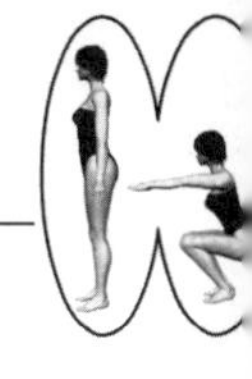

312經絡鍛鍊快速降壓法

1.有規律地進行3個穴位的按摩，可以調整高血壓帶來的各種不適症狀。方法是：按壓合谷、內關、足三里穴各120下，每天2次。

2. 做兩條腿下蹲運動，每次5分鐘，可以活躍全身經絡氣血，使血壓自動控制。

3. 加強做好腹式呼吸的力度、減少頻率和延長時間（每天做2次腹式呼吸，每次5～10分鐘），可以使肝陽下降，腎陰增強，達到降壓目的。

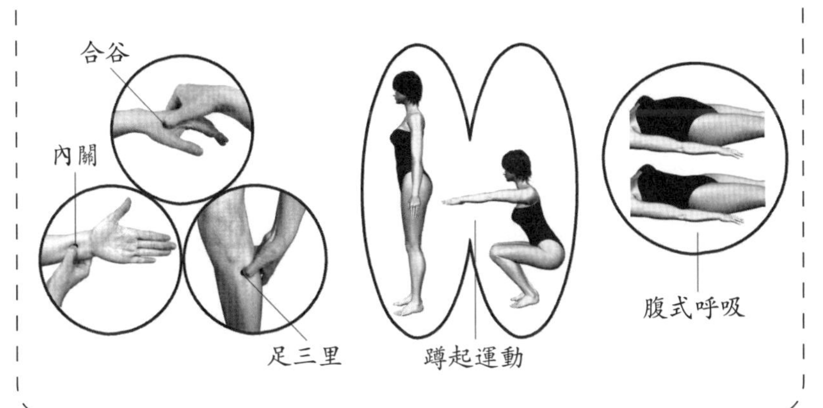

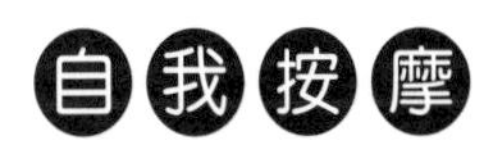

1. 大魚際放在對側的橈弓上，前臂旋轉，自上而下32次。

2. 按揉曲池、太陽、攢竹、率谷、百會、風池穴各64下。

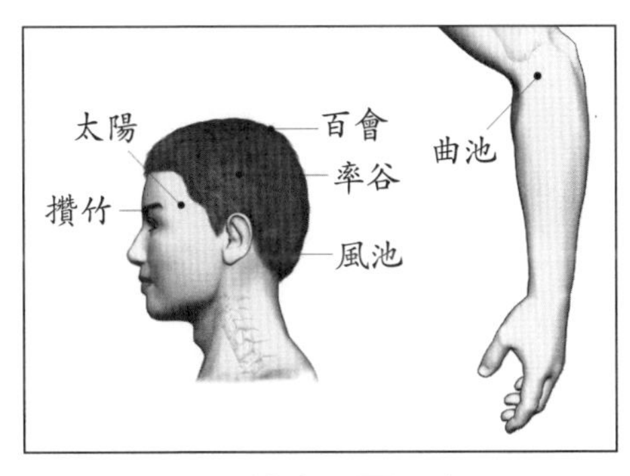

原發性高血壓取穴

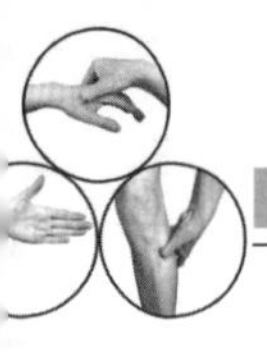

食療小方

1. 松花淡菜粥：皮蛋1個，淡菜50克，大米適量。皮蛋、淡菜共煮粥，味精調味，每日早、晚溫熱服食。

2. 冬瓜草魚：冬瓜300克，草魚200～550克（以魚尾較好），先用油煎魚尾至金黃色，再與冬瓜一起，加入清水適量，煲3～4小時，加食鹽少許，調味服食。

3. 茼蒿雞蛋湯：茼蒿250克，雞蛋3個。先用茼蒿加清水適量煮湯，湯將好時，加入蛋清煮片刻，用油、鹽調味。每日3次，佐餐。

原發性高血壓自我防護

1. 減鹽補鉀:一般正常人或高血壓患者5克/天以下為宜，所以飲食要清淡，同時要供給充足的維生素，提高膳食中鉀、鈣、鎂的攝取量，多吃海產品、水果、蔬菜等。

2. 生活要有規律，不宜過度疲勞，保持大便通暢，經常參加一些體力勞動和體育活動。

3. 應積極戒菸、禁止酗酒。

病例

王某，女，63歲，幹部。

【病史】高血壓10餘年，血壓170/100～110毫米汞柱。

【主要症狀】頭暈、失眠、耳鳴、手足冰涼、精神差、情緒不好。

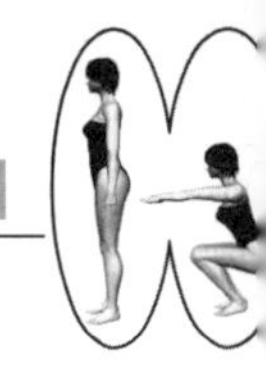

【治療史】曾服用西藥降壓，但高血壓時好時犯。

【312鍛鍊效果】患者自2004年11月開始學習312經絡鍛鍊法，幾天後血壓由原來的170/110毫米汞柱降到140/90毫米汞柱，而且一直穩定在這個水準。2006年3—4月，由於過度疲勞，血壓上升到180/110毫米汞柱，並伴有頭暈和心臟不適。患者根據病情增加了穴位按摩的次數和時間，但血壓還是不穩定。後來每天輸一次氧氣，增加了腹式呼吸的時間和深度，適當增加了室外活動，再適當進行食物調節，多吃一些水果，血壓開始好轉，半個月後血壓下降到140/90毫米汞柱。

以後堅持312經絡鍛鍊，血壓一直保持穩定，失眠、耳鳴、手足冰涼和腦後麻木症狀都消失了。

低血壓

凡收縮壓低於12千帕和舒張壓低於8千帕的稱為低血壓。多見於中老年，女性更多。一般表現為晨起自覺疲乏、手足冰冷、氣短、站立時頭暈，常有貧血及月經不調等。

輔助按摩

經常按揉鼻尖，可以起到升壓的作用。鼻尖上有一個穴位，叫素髎。

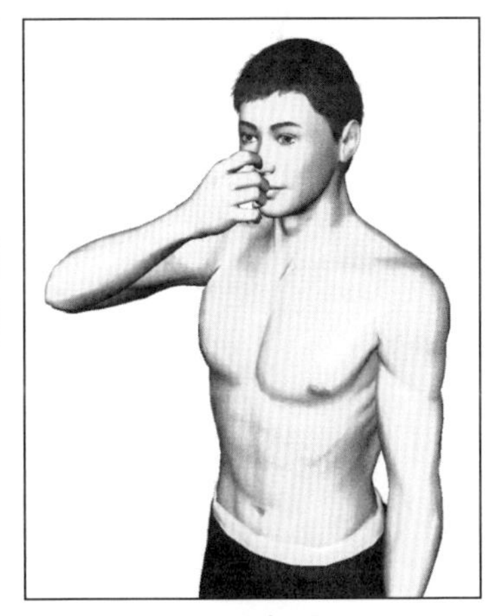

按揉素髎

食療小方

1. 蓮子大棗湯：蓮子30克，大棗10枚，生薑10克。水煮至蓮

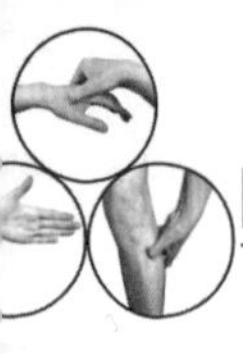

子、大棗酥爛。每天2次，此方能調整血壓。

2. 芍草飲：白芍15克，甘草3克。水煎，分2次服。

312經絡鍛鍊調整血壓法

1. 按壓合谷、內關、足三里穴各120下，每天2次，以調整經脈、氣血。

2. 不拘時做兩條腿下蹲運動，每次50下，可以活躍全身經絡氣血，使血壓自動調整到正常值。

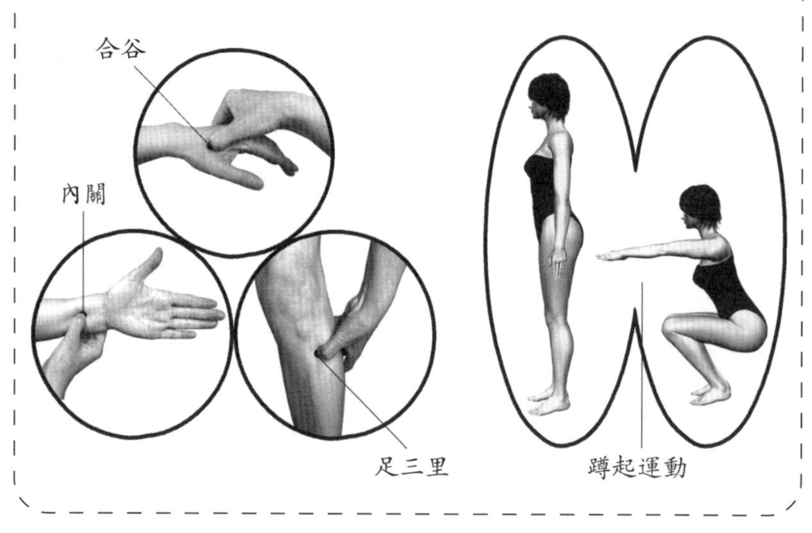

冠心病

冠心病即冠狀動脈粥樣硬化性心臟病的簡稱，是中老年的常見病、多發病。臨床表現以心絞痛、心肌梗塞、心律不整、心力衰竭、心臟擴大為主。典型心絞痛表現為胸骨中上段之後的壓榨性、悶脹性或窒息性疼痛，可向肩胛、左上肢放射，重者伴有出汗、疼痛歷時數分鐘或數十分鐘。勞累、精神緊張、

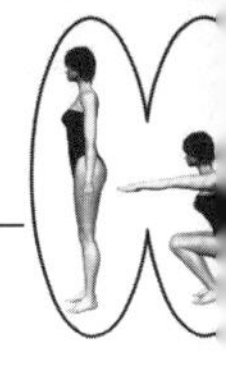

寒冷、飽餐及吸菸可誘發，休息或使用硝酸鹽類製劑能使疼痛迅速緩解。

不典型心絞痛可位於胸骨上段、左心前區、上腹部、肩背部、口咽部、手指、上頜或下頜部等。發作時可有血壓升高、心跳加快、房性奔馬律、心尖部收縮期雜音等體徵。

312經絡鍛鍊防治冠心病法

1. 按壓合谷、內關穴，並適當增加內關穴的按摩時間和力度，可以刺激心包經脈，使氣血流通，擴張冠狀動脈，心臟功能得到恢復。也可循經向上找敏感點（曲澤穴）進行按摩。方法是每穴120下，每天2次。

2. 做兩條腿下蹲運動，每次5～10分鐘，可以調動全身經脈；增加腹式呼吸的次數，可降低交感神經興奮性，減少收縮血管物質的產生，對改善冠狀動脈的血液供應和促進側支循環，起到非常重要的作用。

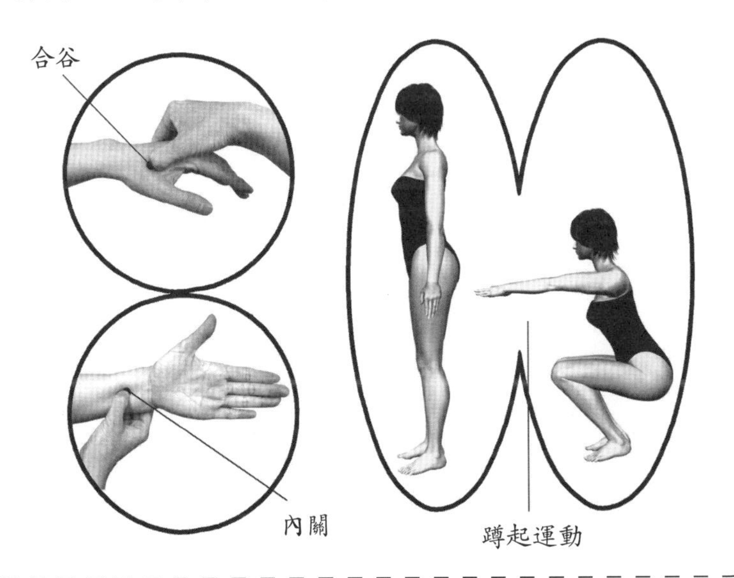

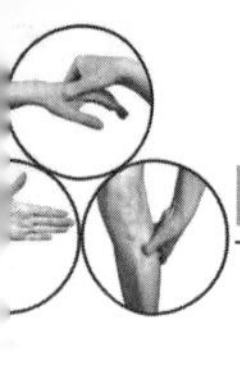

快速緩解不正常心律法

當突發心跳不正常時，拇指、食指同時從手掌的正、反兩面按住勞宮穴，用力下壓，左、右手交替進行，各60～80次，心律會很快恢復正常。

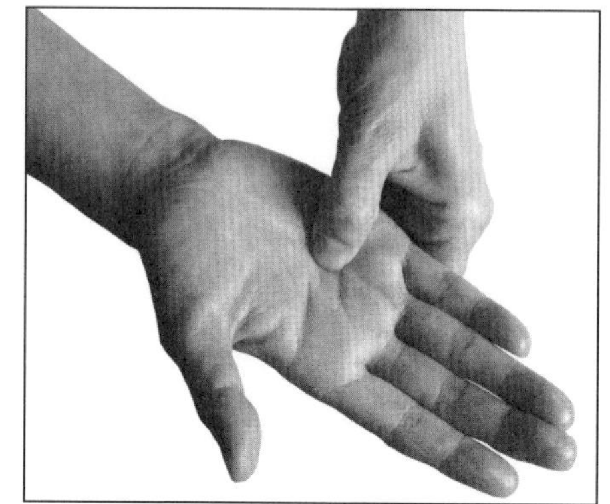

按勞宮穴

他人按摩

1. 患者仰臥位，操作者用分推法於胸腹部操作，反覆5～7次，然後用掌根按揉膻中、鳩尾、巨闕穴各2分鐘。

2. 患者俯臥位，操作者用雙掌疊按壓脊柱，自上而下2遍。重點按揉心俞、肺俞、腎俞、命門，每穴1分鐘。

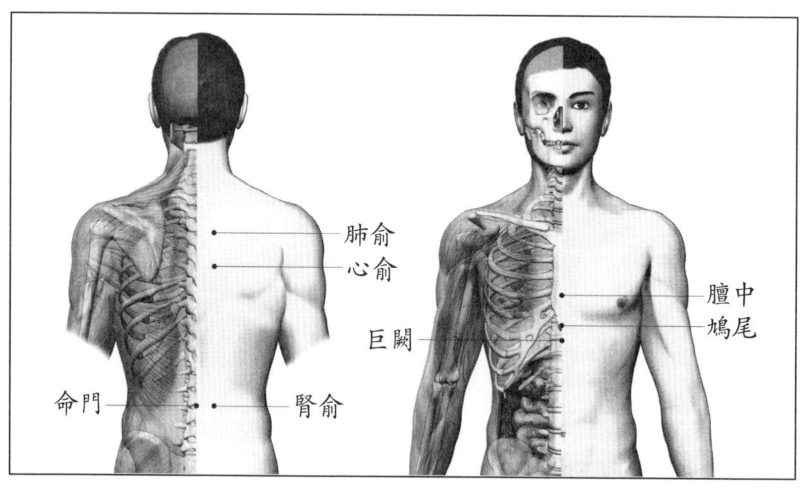

冠心病取穴

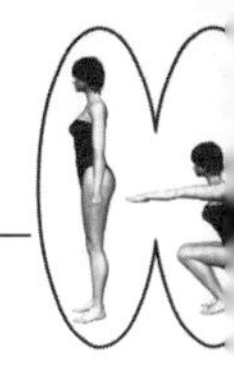

冠心病自我防護

1. 在醫生指導下用藥，勿濫停藥，注意病情變化。
2. 保持樂觀心態，加強身體鍛鍊。
3. 戒菸酒，飲食以清淡為主，勿食肥甘厚味。

高血脂症

高血脂症診斷標準：膽固醇≥5.95毫摩爾／升、甘油三酯≥1.24毫摩爾／升或高密度脂蛋白膽固醇≤0.91毫摩爾/升。

312經絡鍛鍊防治降血脂法

1. 每天做2次腹式呼吸，每次5分鐘。

2. 做兩條腿下蹲運動，每次30～50個，可以活躍全身經絡氣血，消耗脂肪。

3. 每天按壓合谷、內關、足三里穴是必須做的。

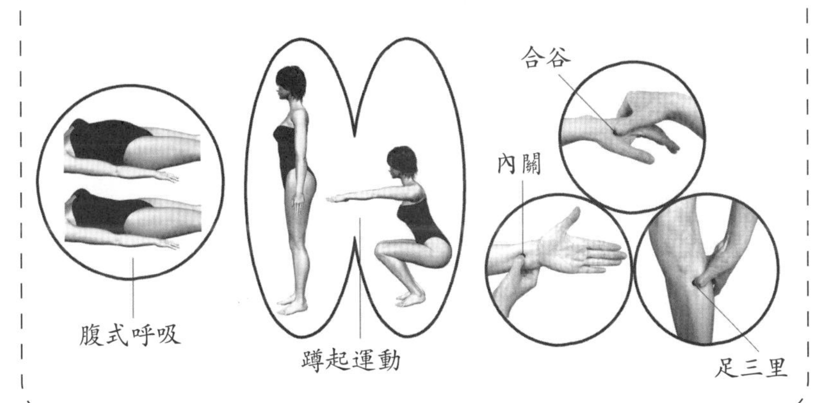

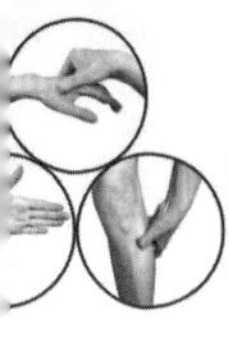

輔助按摩

1. 平臥，右手放在左手上，順時針按摩肚臍60～80下。再逆時針方向按摩肚臍60～80下，反覆交替進行。持續按摩2～3個月。

2. 也可以由家人幫助按摩。患者仰臥，操作者用一指禪推法推關元穴10分鐘，再用掌沿順時針按摩腹部10鐘。患者取俯臥位，點按脾俞、胃俞、三焦俞穴各5分鐘，再用小魚際擦背部膀胱經上的背俞穴，以局部皮膚潮紅或深部組織溫熱為度。每日1次，10次為1療程。

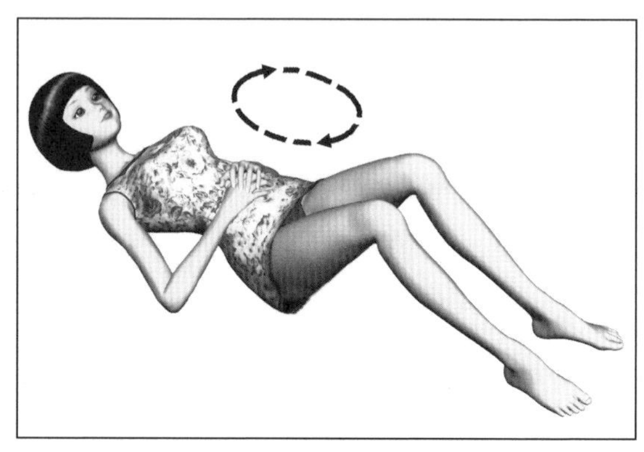

按摩肚臍

食物療法

1. **筍片粥：**筍50克，切成薄片；粳米100克，同煮粥食用，每天1次。

2. **蘑菇燴春筍：**蘑菇200克，春筍200克，菜油30克，精鹽2克，濕澱粉15克。春筍放入水中煮熟，切片；鮮蘑菇切片，一起放入熱油鍋中煸炒，食鹽調味後放入清水適量，煮沸後，燜約2分鐘，用濕澱粉勾芡，起鍋裝盤食用。

3. **玉米粥：**粳米100克，加水適量，煮至米粒開花後，用玉米粉50克，加水調勻後倒入鍋內煮沸，繼續熬至粥成。每天

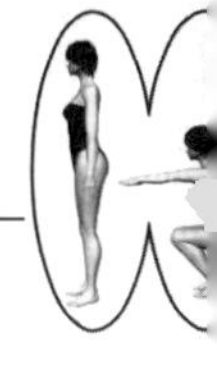

早餐或晚餐食用。

4. 素炒洋蔥絲：洋蔥300克。將洋蔥洗淨切絲，炒鍋上旺火，放入豆油25克，熬熟後倒入洋蔥絲煸炒，烹入麻油、醬油、精鹽、白糖等調味，炒幾下，淋上香醋即可裝盤食用。

5. 蘑菇粥：鮮蘑菇30克，油菜50克，粳米50克，同煮粥食用，每天1次。

心動過速

在安靜狀態下，成人心率每分鐘超過100次以上就稱為心動過速。心動過速常表現為心慌、氣短、胸悶、頭暈。

發作時間不等，有的發作僅數分鐘，有的持續數小時甚至數日。有的幾年才發作一次，有的卻一天發作多次。發作時需送醫院急診，病情平穩後可進行自我療法。

312經絡鍛鍊緩解心動過速法

1. 快速按壓內關穴，可刺激心包經脈，調整氣血。方法是每次120下，每日2次。

2. 做標準的腹式呼吸，每天2次，每次5分鐘。

3. 雙手分別揉捏兩側耳垂60下，再揉捏拇指的少商穴、食指的商陽穴、中指的中衝穴、無名指的關衝穴和小指的少澤穴，都能起到防治作用。

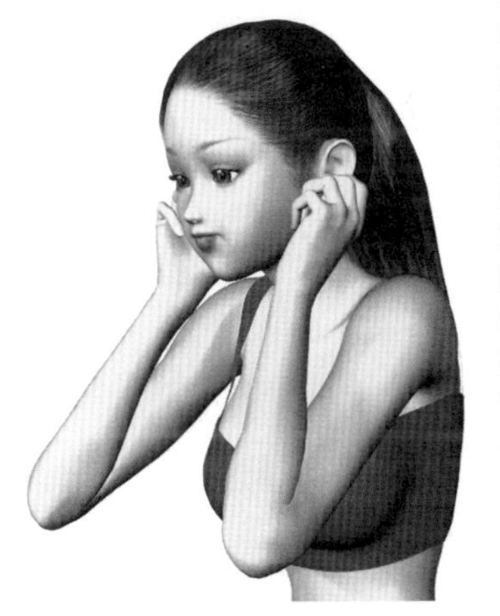

揉捏耳垂

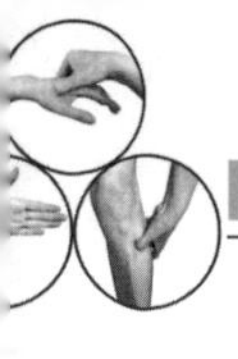

心動過緩

心動過緩是指成人心率低於每分鐘60次。經常參加體育鍛鍊或強體力勞動者易發生心動過緩，屬於正常情況。如果出現胸悶、心慌，每分鐘心率在40次以下者，應按醫囑服藥治療。

如果因心腦缺血而暈厥者，應讓病人取頭低足高位靜臥，並注意保暖，鬆開領扣和褲帶，指掐人中使之蘇醒，同時，立即送醫院急救。

312經絡鍛鍊防治心動過緩法

1. 按壓內關穴可刺激心包經脈，調整心臟氣血。方法是每天2次，每次120下。按揉勞宮穴2分鐘，可強壯心臟。睡眠不良者，加按足三里穴2分鐘；頭痛頭昏者，加按合谷穴2分鐘。

2. 做腹式呼吸，每天2次，每次5分鐘。

3. 不拘時做兩條腿下蹲運動，每次30～50下。

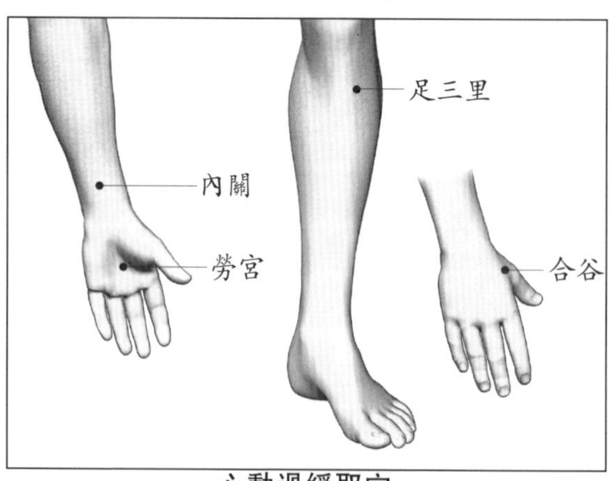

心動過緩取穴

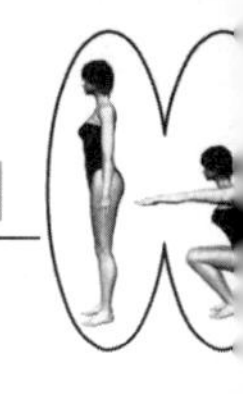

早搏

早搏又叫期前收縮，是常見的心律紊亂。情緒緊張、激動、焦慮、大量吸菸、喝酒、飲濃茶等都可引起早搏。早搏發生時可連續用力咳嗽來自救。

312經絡鍛鍊防治早搏法

1. 指壓內關、合谷穴，每天1～2次，每次每穴3分鐘。平時經常按揉大陵穴和勞宮穴，每次2分鐘，每天1～2次，有預防作用。

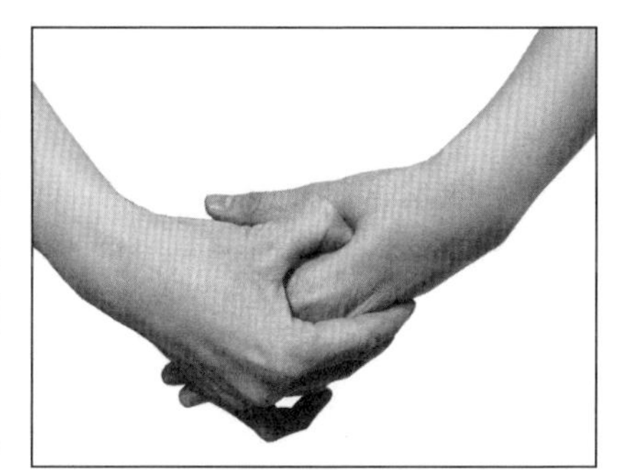

按合谷穴

2. 點壓按揉中衝、少衝、少商、少府穴，每穴2分鐘以感覺到酸、脹、麻、熱為度。

3. 按壓足臨泣、申脈、京骨、太白、然谷等穴。每天1～2次，每次每穴60下。

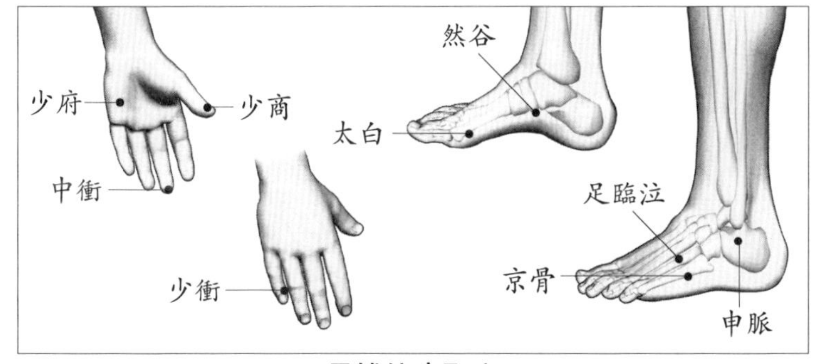

早搏按摩取穴

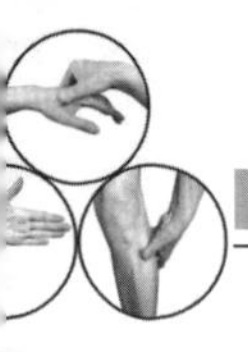

中風後遺症

中風又稱腦血管意外，是一種急性腦血管疾病，是指腦部或支配腦的動脈病變引起的腦局灶性血液循環障礙，導致急性或亞急性腦損害症狀，以偏癱、失語及昏迷等為常見。

腦血管意外經過積極治療，病情得到控制，即進入恢復期，大部分患者因恢復不全而遺留下來後遺症，如一側肢體癱瘓，口眼喎斜或語言謇澀等。

312經絡鍛鍊防治中風後遺症法

自我按摩：對於中風後遺症輕症患者，即生活可基本自理者，可以自行做312經絡鍛鍊，只要堅持做，一定會取得好的療效。

1. 按摩三個穴位：合谷、內關、足三里，每次每穴10分鐘。

2. 做腹式呼吸2次，每次5～10分鐘。

3. 做兩條腿下蹲運動，每次5分鐘。全套312經絡鍛鍊法做下來需要25～30分鐘，每天早、晚各做1次。

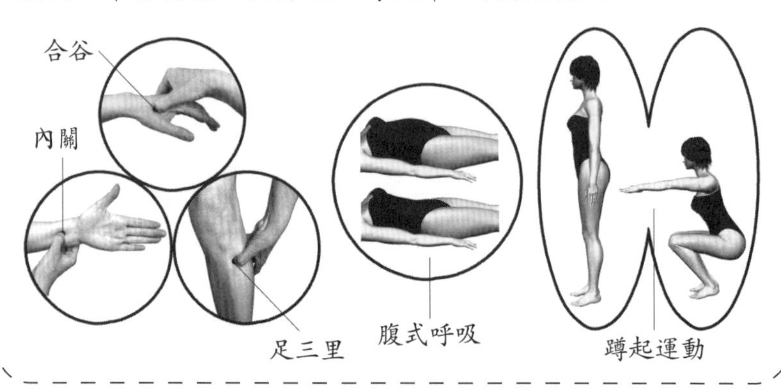

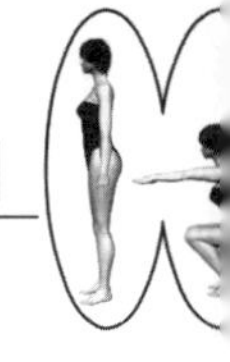

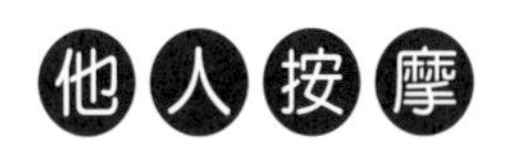

對於病情較重的、生活不能自理的中風後遺症患者，可由他人按摩。

1. 患者取仰臥位，操作者以食指分別點揉地倉、頰車穴，分別按順時針、逆時針方向各揉100次，揉時力度由輕到重，速度由慢到快。

2. 操作者以拇指分別點揉患者雙側肩、曲池、手三里、外關、合谷穴各100次。

3. 患者取側臥位，操作者以拇指分別點揉雙側環跳、陽陵泉、足三里、解谿、崑崙穴各100次。

病程日久，上肢癱可配大椎、肩外俞穴，下肢癱可配腰陽關、白環俞穴等；如患側經筋屈曲拘攣者，肘部配取曲澤穴，腕部配取大陵穴，踝部配取太谿穴，乃陽病取陰之意；如語言謇澀，配啞門、廉泉、通里穴；吞嚥困難加廉泉、扶突穴。

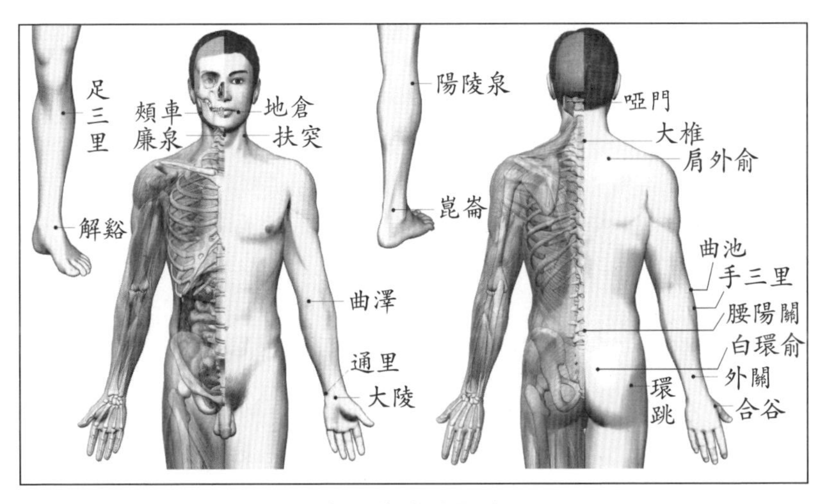

中風後遺症取穴

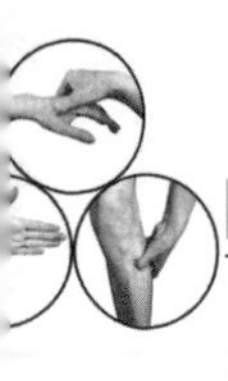

中風後遺症自我防護

1. 注意患者全身狀況，如血壓是否穩定，食慾、睡眠是否正常，大便是否通暢等，並及時給予處理。

2. 治療期間應加強功能鍛鍊，可以促進全身經絡氣血運行，增強神經的營養機能，防止肌肉、骨骼、關節廢用性變化。

3. 調暢情志，注意合理飲食，同時指導防止復發措施。經常灸治風市、足三里等穴可以起預防作用。

動脈粥樣硬化

動脈粥樣硬化是嚴重危害人類健康的常見病，人體從十幾歲開始，膽固醇就在動脈內皮下沉積。到了40歲以後，心肌梗塞、中風等心腦血管疾病的發生則會迅速增加。因此，儘早預防斑塊的形成也能防止動脈粥樣硬化以及心肌梗塞和中風等病的發生。

平時應多食用植物性蛋白高的食物，如豆製品、菠菜、紫菜、海帶等，還應多食維生素C含量多的食物，如黃瓜、番茄、油菜、蘿蔔等。少食或不食油膩重、膽固醇含量高的食物，如豬油、肥肉、蛋黃、魚子、豬肝、魷魚、胡椒等。

312經絡鍛鍊防治動脈粥樣硬化法

1. 按壓內關穴，可使心包經血脈通暢，緩解心肌缺血，暢通血流。方法是：每天1～2次，每次120下。

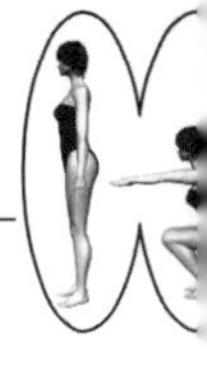

2. 按壓合谷、足三里、三陰交穴，可促進大腦、四肢的血液循環。方法是：每天1次，每次2分鐘。

3. 做兩條腿下蹲運動，每天2次，每次50下。也可根據自身情況每天進行快速走45分鐘。

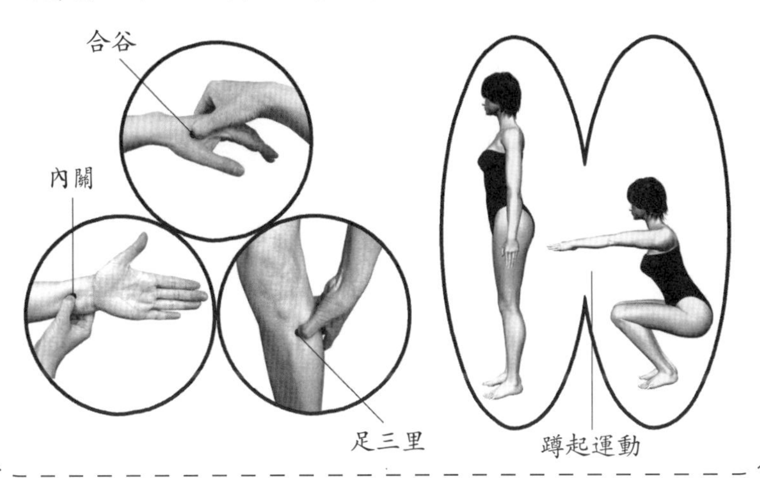

頭痛、偏頭痛

頭痛和偏頭痛是一種常見症狀，可由許多疾病所引起。發生頭痛和偏頭痛的原因很多，應注意辨別。

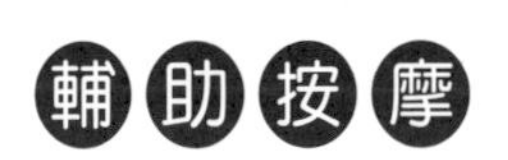

1. 用拇指尖有規律、有節奏地點壓兩手任一中指第二關節側面（靠食指這一面），用力壓2分鐘，力度大以能夠忍受為度。然後一緊一鬆用力掐36次，反

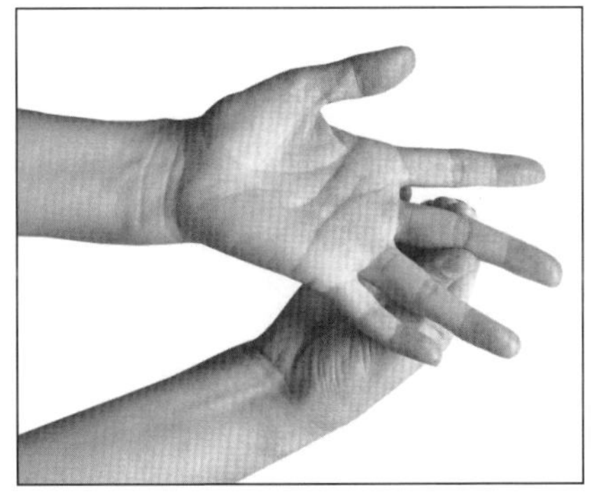

按壓指關節

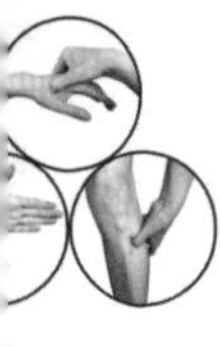

覆操作6遍。最後再用拇指尖壓3分鐘，放手收功。

2. A. 用拇指指腹按壓雙側太陽穴10次，在按壓的同時，拌隨拇指的揉動。

B. 按揉雙側的風池穴10次。

C. 用拇、食兩指在頸後部兩側大筋（斜方肌）做拿捏動作，來回各5次。

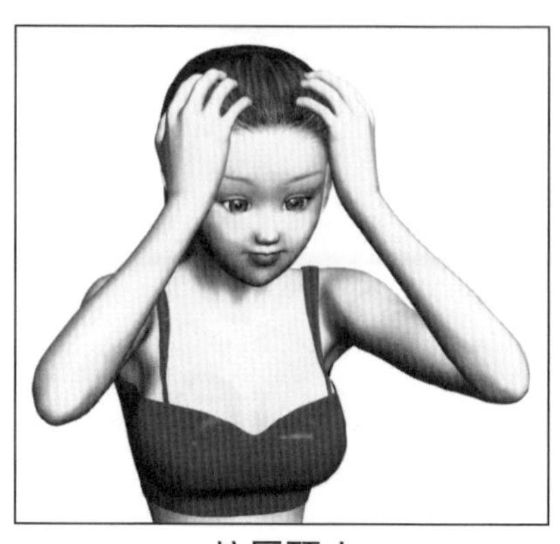

按壓頭皮

D. 手掌置於前額，五指自然分開置於頭皮上，整個手朝枕部方向推進。在推進過程中，五指指端不時按壓頭皮，來回各5次。

312經絡鍛鍊防治頭痛、偏頭痛法

1. 每天做2次腹式呼吸，每次5分鐘。

2. 做兩條腿下蹲運動，每次30～50個，可以活躍全身經絡氣血，消耗脂肪。

3. 每天按壓合谷、內關、足三里穴是必須做的。

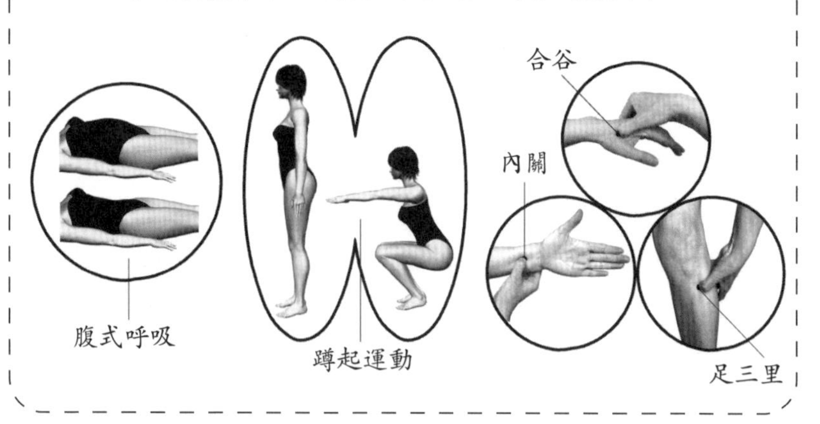

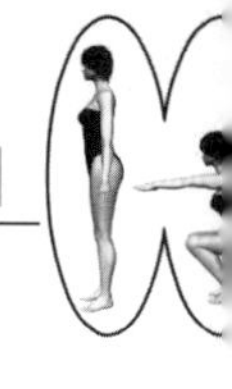

刮痧療法

刮風池、翳風、頭維、率谷、太陽、合谷、列缺、陽陵泉、豐隆、血海、足三里、足臨泣諸穴。每天1次，每穴5～10下。

拔罐療法

拔太陽、風池、大椎、風門、天宗、神道、肝俞、合谷、列缺諸穴，留罐10～15分鐘。每天1次。

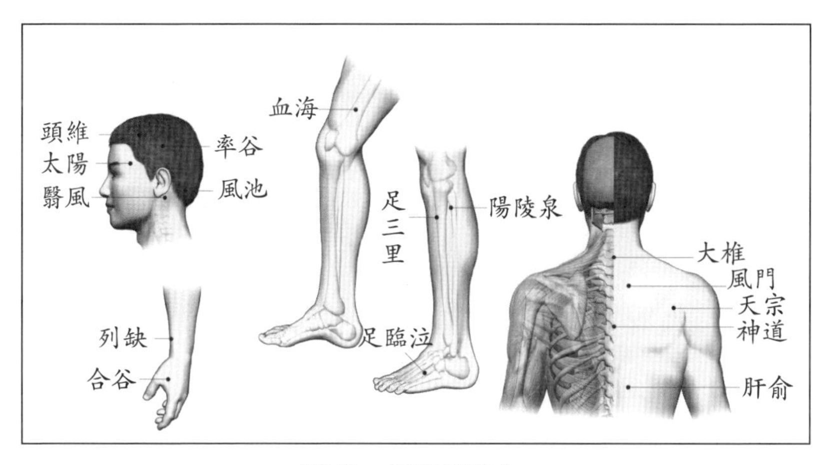

頭痛、偏頭痛取穴

腦萎縮

腦萎縮是老年腦質性精神病的一種。通常男性60歲以上，女性55歲以上，由於大腦能隨著全身狀況的衰老而發生慢性進行性智能衰退，腦組織發生器質性病變，導致腦神經功能障

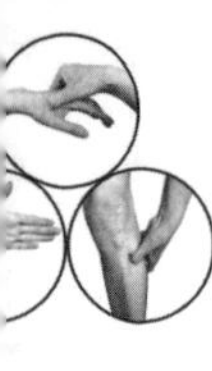

礙，從而出現精神呆滯、記憶力減退、健忘、反應遲鈍、語言錯亂、行走不穩、行為異常、手足震顫、易怒、好猜疑等。

嚴重者生活不能自理，明顯呆傻，煩躁不安，哭笑無常，行走極其困難，不能主動進食，各種認知、活動能力喪失，大小便失禁，常臥床或呆坐，智能與體能全面癱瘓，需要專人護理，此時稱為「老年癡呆」。

312經絡鍛鍊預防腦萎縮法

1. 每天做2次腹式呼吸，每次5分鐘。

2. 做兩條腿下蹲運動，每次30～50個，可以活躍全身經絡氣血，消耗脂肪。

3. 每天按壓合谷、內關、足三里穴是必須做的。

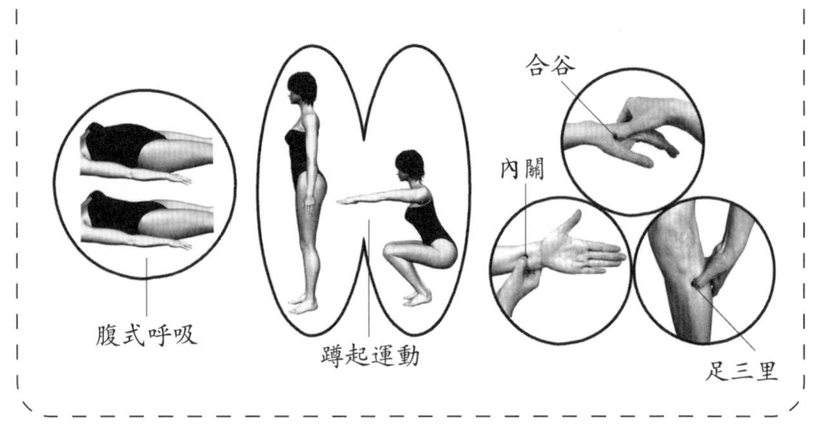

按摩療法

1. 用拇指依次按壓其餘四指的指尖共20～30次。

2. 每天早、晚用梳子輕輕梳頭30次。擦熱鼻翼兩側，中指帶動其他手指，沿鼻翼兩側由下而上擦到額部，再輕輕向上，如此反覆30次。以雙手掩耳道，食指壓在中指上輕輕叩擊，連續24次。仰臥，食指交叉重疊推摩胸、腹部30次。

3. 按摩四白、睛明、璇璣、中庭、陰交、石門、中極、曲骨、肩井諸穴。

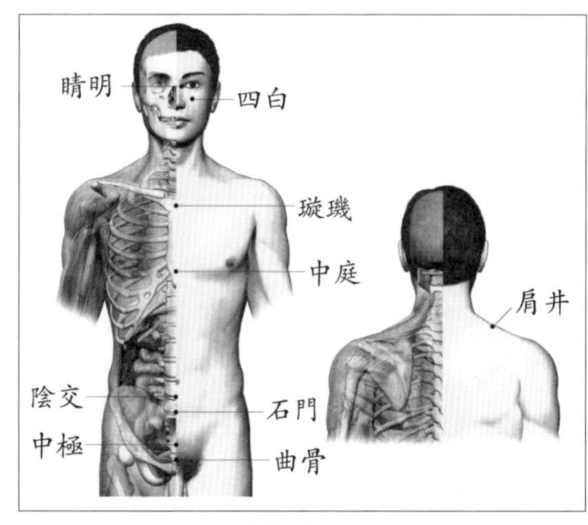

腦萎縮取穴

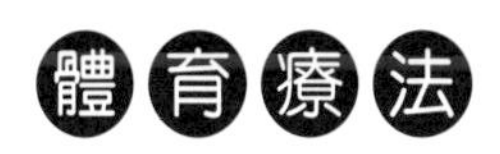

體育療法

全身放鬆，雙掌擦熱，食指交叉，將掌心緊貼在腦後玉枕穴，雙目微閉，舌舔上齶，排除雜念，此時頭部氣血暢通，大腦處於最佳狀態。已經搓熱的雙手所產生的高電位，會立即向疲倦大腦的低電位流動，以調節大腦的神經細胞。以增強其功能。一般5分鐘後，會感覺到神清氣爽。

食物療法

1. 桑葚50克，核桃仁30克，粳米250克，加水熬粥，每天1次，長久食用。

2. 銀耳15克，大豆100克，紅棗5～6枚，鵪鶉蛋6個。銀耳用清水泡發20分鐘後，洗淨，撕成小塊。鵪鶉蛋煮熟後剝去蛋殼，與大豆、紅棗同放鍋內，小火煮至爛熟即可食用。每天1次，可加白糖調味。

3. 核桃仁50克，枸杞子30克，山楂30克，菊花12克，白

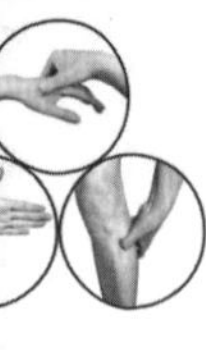

糖適量。核桃仁磨成漿汁，加清水稀釋，調勻，備用。山楂、菊花，水煎2次，去渣，取汁1000毫升。合併兩汁，加白糖攪拌，用小火煮沸即成。代茶頻飲。

4. 每天白天喝1～2杯咖啡，晚上臨睡前勿飲。

面神經癱瘓

面神經癱瘓可發生於任何年齡和任何季節。多發生於一側，雙側發病者較少見。

臨床上分為中樞性和周圍性兩種。中樞性面神經麻痹可由腦血管疾病（腦出血、腦梗塞）、腦腫瘤等發生。周圍性面神經麻痹可由面神經炎所引起。

312經絡鍛鍊防治面神經癱瘓法

1. 每天做2次腹式呼吸，每次5分鐘。

2. 做兩條腿下蹲運動，每次30～50個，可以活躍全身經絡氣血，消耗脂肪。

3. 每天按壓合谷、內關、足三里穴是必須做的。

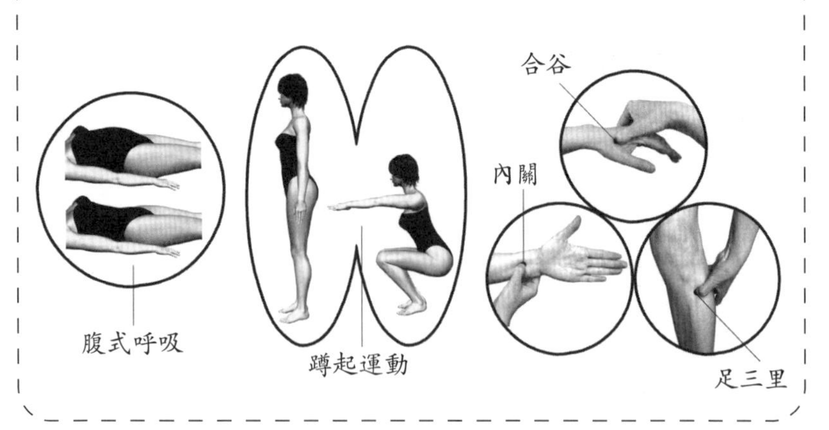

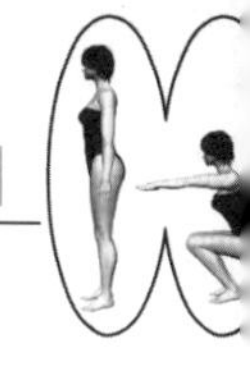

輔助按摩

1. 按揉健側合谷穴3分鐘。按揉患側太陽、下關、頰車、地倉、承漿諸穴各2分鐘。雙手拇、食兩指夾揉耳垂2分鐘。經常做浴面動作。

2. 點揉合谷、內庭、足三里諸穴共3分鐘，再用拇指推壓患側額部，推到太陽穴，反覆操作5分鐘。按揉聽宮、聽會、下關、地倉、迎香、四白諸穴共5分鐘。按揉患側面頰部位，由鼻側揉到近耳廓處，反覆數遍，以有熱感為宜。

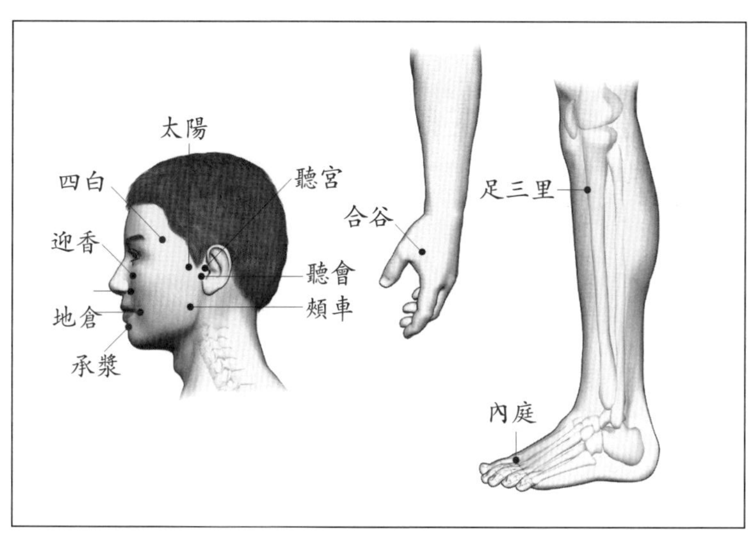

面神經癱瘓取穴1

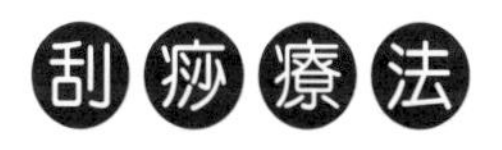

刮太陽、陽白、四白、地倉、聽會、頰車、翳風、風池、內庭、合谷諸穴。每天1次，每穴刮5～10下。

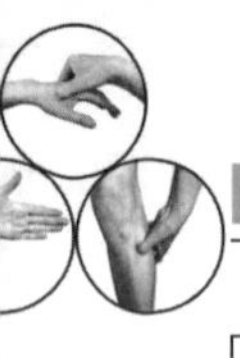

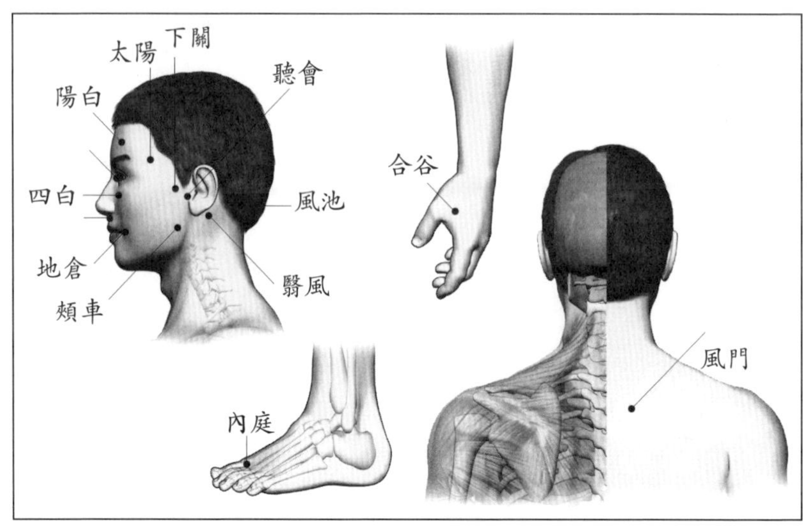

面神經癱瘓取穴2

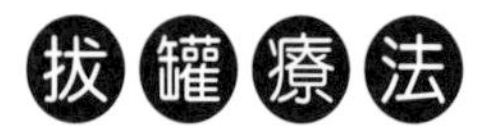

拔太陽、下關、頰車、陽白、風門、合谷諸穴。每天1次，留罐5～10分鐘，10天為1療程。休息2天後再進行下1療程。

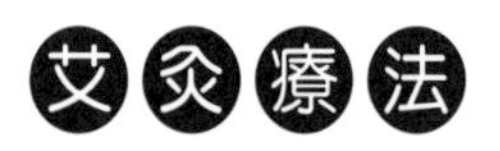

點燃艾條，灸下關、地倉、頰車、人中、太陽諸穴，20～30分鐘，以穴位處發紅、發熱為度。

慢性胃炎

慢性胃炎大多數由急性胃炎轉變而來。起病緩慢，常見症狀為上腹部不適或疼痛、噯氣、噁心、嘔吐、消化不良、反酸等，有時進食後疼痛加劇，噯氣後感到舒服。

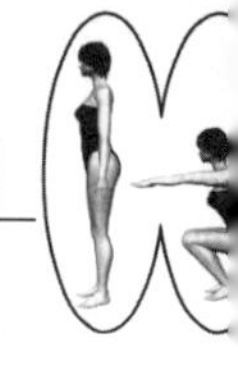

如不及時治療，可發展成為胃潰瘍及十二指腸潰瘍。少數嚴重者可惡變成胃癌，不可大意。

312經絡鍛鍊防治胃炎法

1. 按壓內關、足三里穴，可以刺激胃腸功能，調節氣血。方法是：每天2次，每次120下。

2. 做腹式呼吸，每天1次，每次3～5分鐘。

3. 不拘時做兩條腿下蹲運動，每天2次，每次50下。

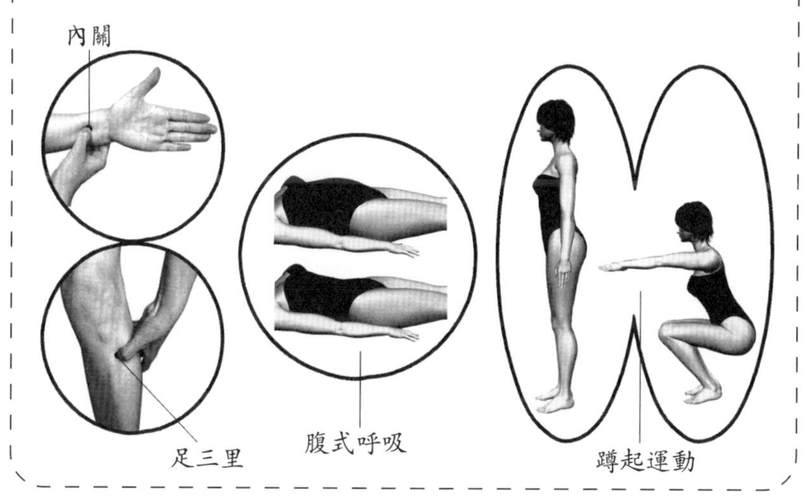

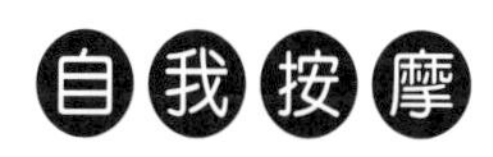

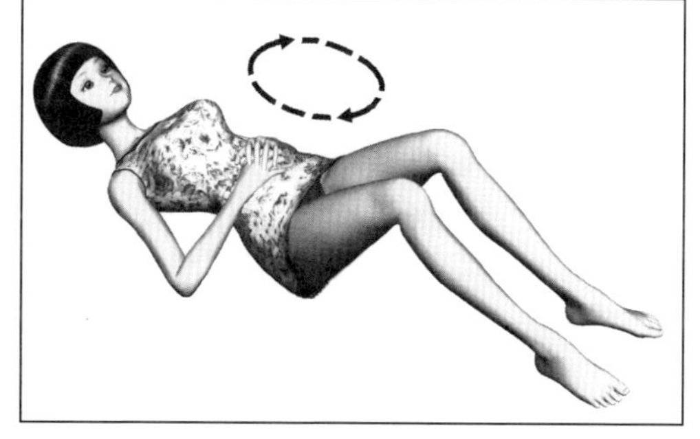
揉胃脘

1. 雙手重疊放在胃脘部，做順時針方向的撫摩5分鐘。

2. 以雙手掌面置於兩側脇肋部，做由上而下來回往返的斜擦動作1分鐘，以感

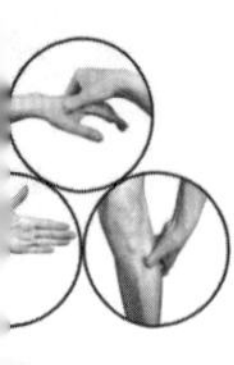

到局部有溫熱為佳。揉胃脘

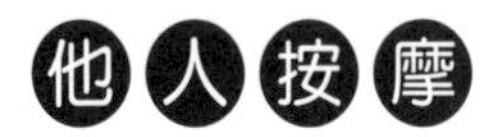

他人按摩

1. 患者仰臥，操作者順時針方向掌摩中脘部3～5分鐘，以溫熱為度。

2. 患者俯臥，操作者自上而下擦熱背部腧穴，並用拇指按揉雙側脾俞、胃俞、肝俞、腎俞各1分鐘，以酸脹為度。

3. 點按雙側梁丘、足三里、內關穴各2～3分鐘。

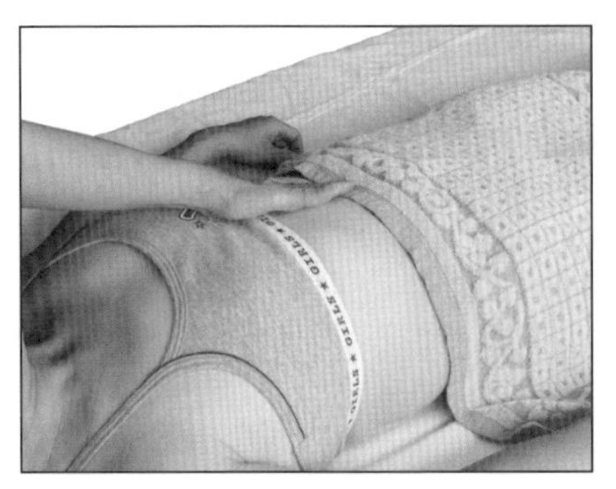

按梁門穴

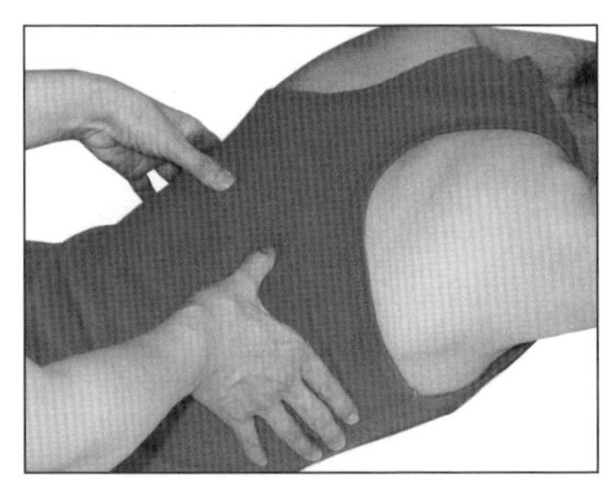

按肝俞穴

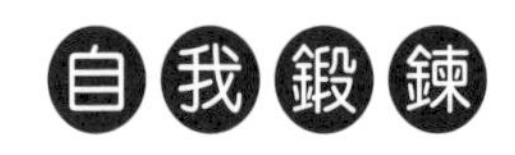

自我鍛鍊

自然站立，兩臂左右平伸，手掌向下，然後兩臂在胸前屈臂交叉，左前臂在內，右前臂在外，再兩側上舉到頭，手背相對，兩臂再從兩側下落同時彎腰，兩手自下而上捧起，同時上體抬起，當兩手至齊肩高時，內翻雙掌下壓，當兩手落至上腹部時，兩拇指抵在胃部上緣處，其餘四指按壓胃部下緣，同時彎腰呼氣，當呼氣完成時慢慢挺身吸氣，拇指仍抵在胃部上緣處，其餘四指張開，使胃舒張，如此連續做5～10次，每日練1次。

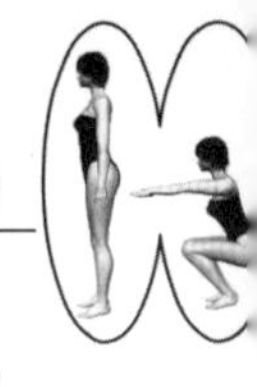

慢性胃炎自我防護

1. 注意進餐定時定量，選擇營養豐富易消化的食物；避免經常飲用烈性酒、濃茶、濃咖啡和吃泡菜等對胃有刺激的食物，並避免食物過硬、過熱、過冷；飲食要少量多餐，飯菜細軟。

2. 生活要有規律，注意保暖，防止過度緊張和疲勞，忌吸菸。

3. 已診斷為慢性萎縮性胃炎者，應定期做胃鏡防癌變檢查。

胃腸神經官能症

胃腸神經官能症常用來概括一組神經機能性疾病。雖具有一系列神經精神症狀，或伴有軀體機能障礙，但神經組織並無病理形態方面的改變。

輔助按摩

1. 雙手按擦風池穴30次，然後雙手中指撫按至風池穴時，雙手經頸項分開，向前撫摸至胸部，再向下撫摸至腿、膝，反覆做30次。

2. 右手半握拳，拇指微伸直，將拇指指腹放在中脘穴，適當用力，按揉1分鐘左右。

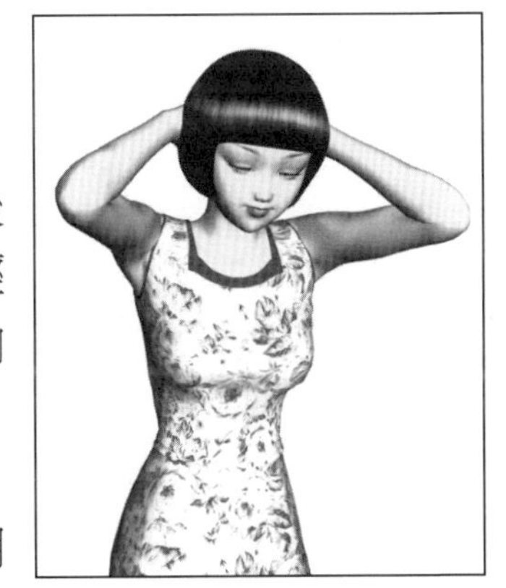

按擦風池

312經絡鍛鍊防治胃腸神經官能症法

1. 按壓內關、足三里穴，可以刺激胃腸功能，調節氣血。方法是：每天2次，每次120下。

2. 做腹式呼吸，每天1次，每次3～5分鐘。

3. 不拘時做兩條腿下蹲運動，每天2次，每次50下。

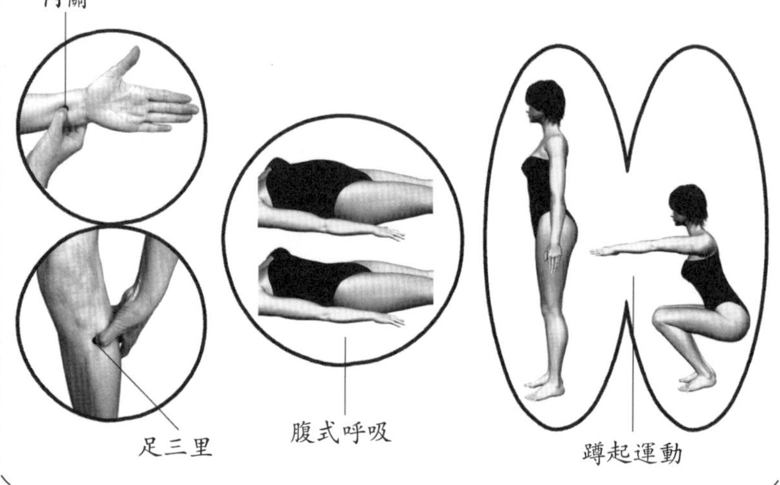

胃、十二指腸潰瘍

胃、十二指腸潰瘍是常見病之一，表現為上腹部疼痛。發病時間與季節變化、過度疲勞、飲食不節有關。進食或服用鹼性藥物可使疼痛緩解。痛感以饑餓樣不適和燒灼痛為多見，也可為隱痛、脹痛、刺痛。胃潰瘍多在進食後出現疼痛，疼痛發生在半小時至2小時，持續1～2小時自行緩解，故有進食—舒適—疼痛—舒適的規律。十二指腸潰瘍多在食後2～4小時出現，一直到下次進食才能緩解，故有疼痛—進食—緩解的規律。

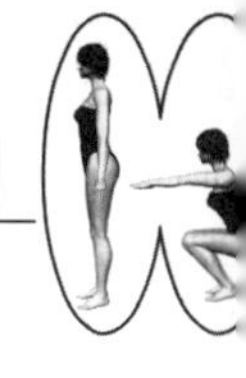

312經絡鍛鍊防治胃、十二指腸潰瘍法

1. 按壓足三里、內關穴，可以刺激胃腸功能，調節氣血。方法是：每天2次，每次120下。

2. 做腹式呼吸，每天1次，每次5分鐘。

3. 不拘時做兩條腿下蹲運動，每天2次，每次30～50下。

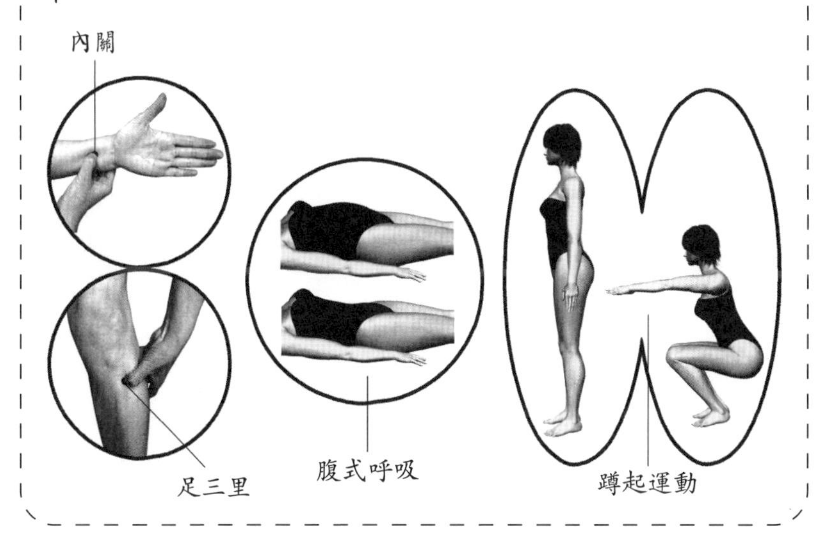

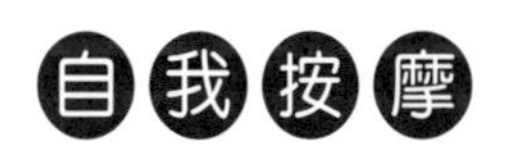

自我按摩

1. 雙手重疊，貼於胃脘部，按順時針方向按摩5分鐘。

2. 用一隻手拍打另一隻手背正中央的胸腹反射區，每天2次，每次30下。

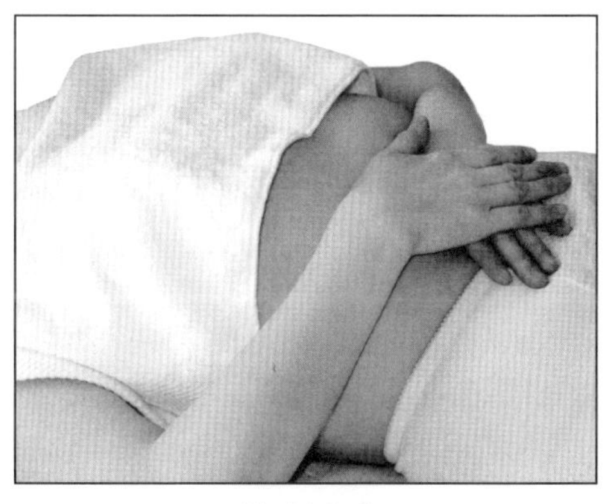

按摩胃脘

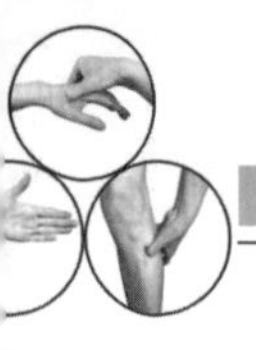

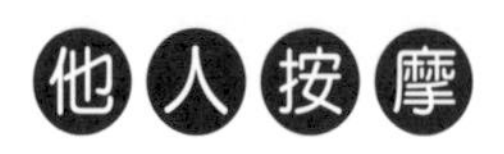

1. 患者俯臥位，操作者在背部疼痛部位及脾俞、胃俞、腎俞處用較重手法重點按揉10分鐘。

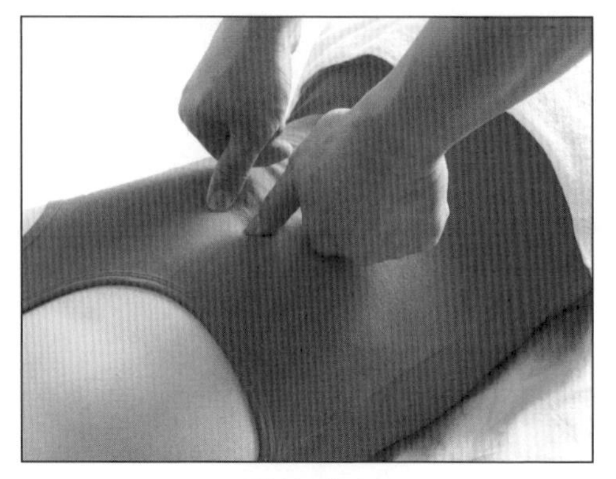

點按脾俞

2. 患者仰臥位，操作者手掌放於其上腹部，用較重手法在右下腹部按摩，經中下腹、左下腹，回到上腹部，反覆30次。然後再更換左手，反方向按摩30次。

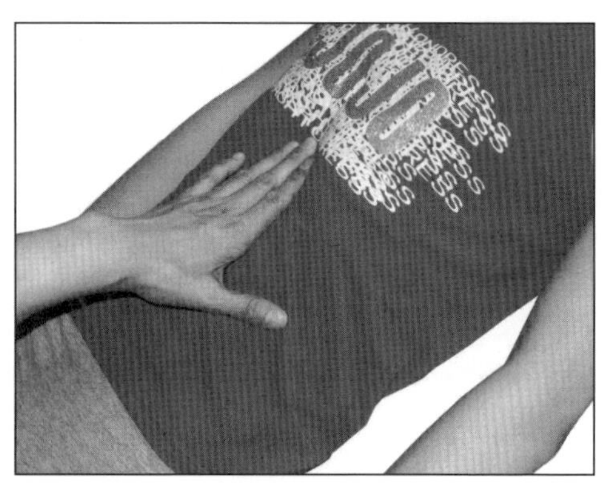

按摩上腹部

脂肪肝

脂肪肝是指由各種原因引起的脂肪在肝細胞內的堆積。正常的肝臟也含有脂肪，含量約占肝濕重的5%。當肝內所含脂肪的量超過肝臟濕重的10%～15%，或在組織學上肝的脂類含量達到肝重40%～50%時，稱為脂肪肝。

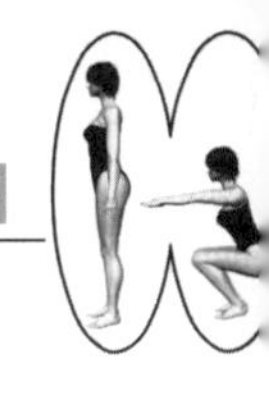

312經絡鍛鍊防治脂肪肝法

1.按壓合谷、內關、足三里穴，可以調節氣血，加速脂肪代謝。方法是：每天2次，每次120下。

2. 做腹式呼吸，每天1次，每次5分鐘。

3. 不拘時做兩條腿下蹲運動，每天2次，每次50下。

4. 仰臥，輕揉右脇部和上腹部，持續10分鐘。

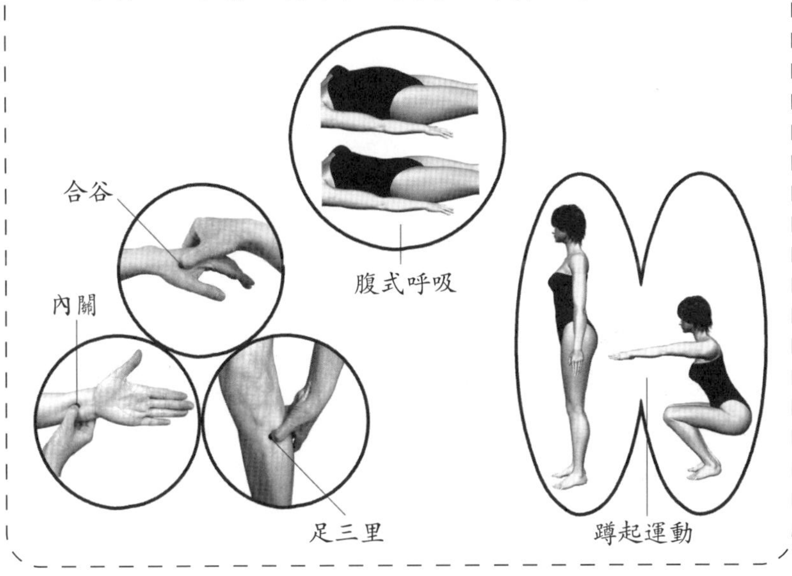

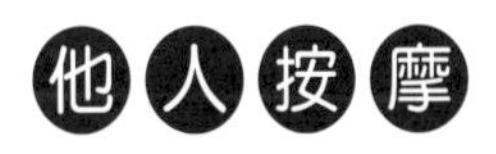

1. 患者俯臥位，操作者用掌根推摩背部膀胱經3～5次，並用拇指點按肝俞、腎俞穴。

2. 拇指指端按揉血海、天宗、三陰交穴各數十次。

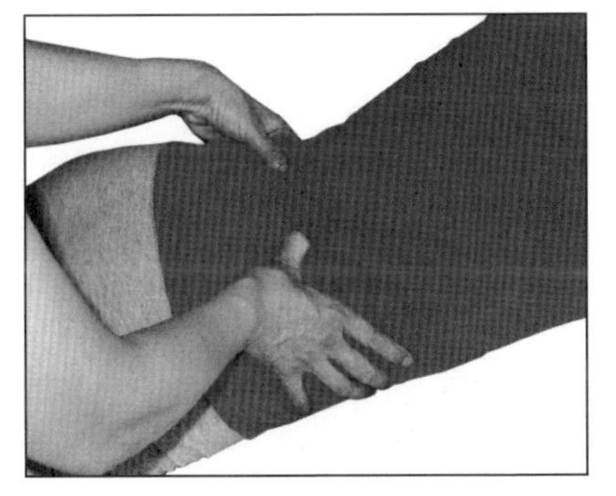

點按腎俞

藥茶、食物防治脂肪肝

1. **麥棗茶：**麥麩30克，大棗10枚。水煎，取汁，代茶飲。有疏肝、消脂的作用，每天1次。

2. **三花茶：**槐花、玫瑰花、金銀花各適量，沸水沖泡，代茶飲，每天1次。可去脂減肥。

3. **綠豆海帶粥：**海帶50克，綠豆150克，粳米150克。加水煮成粥，加適量調味品，可常食。

4. **木耳黃豆餡餅：**黑木耳30克，黃豆200克，大棗200克。將其一起煮爛，做成餡，用麵粉250克，加水和勻，做成餅，烙熟，早、晚各吃1～2個。

5. **紫菜雞蛋湯：**紫菜10克，雞蛋1個。在燒開的水中放入剪碎的紫菜、蔥花、調味品，加入打散的雞蛋，滴幾滴香油，出鍋。可長期服用。

6. **香菇燒菜花：**香菇15克，菜花25克，雞湯200毫升。用雞湯將兩種菜燒熟，加調味品，佐餐食用。

肝硬化

肝硬化為各種致病因素持久或反覆損害肝臟組織細胞，同時結締組織彌漫性增生所引起的慢性全身性疾病。

多由慢性肝炎、血吸蟲感染、飲酒、營養不良、長期少量的化學品中毒所造成。主要表現以肝功能減退、脾臟腫大、腹水、食慾不振、肝掌、蜘蛛痣、貧血等症狀為主。

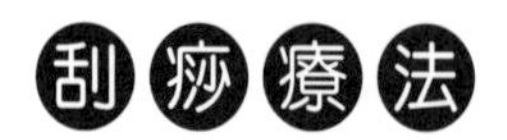

刮痧療法

刮至陽、肝俞、膽俞、上脘、陽陵泉、陰陵泉穴。每天1

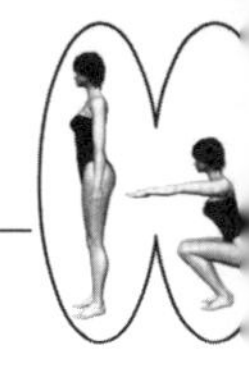

次，每穴刮10～15下。

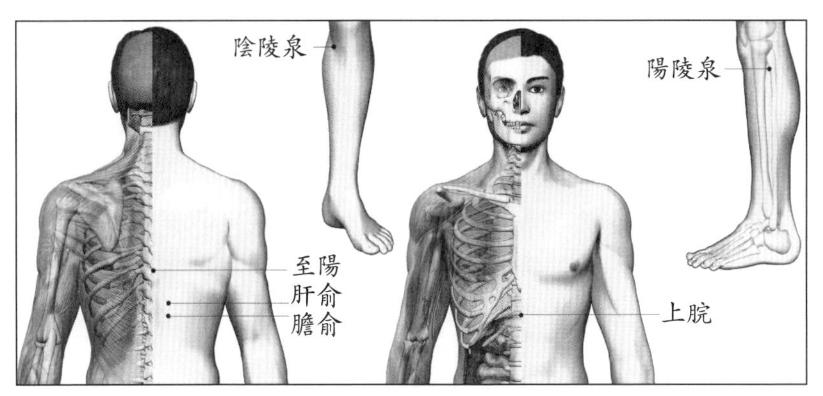

肝硬化取穴

312經絡鍛鍊防治肝硬化法

1.按壓合谷、內關、足三里穴，可以調節氣血，加速脂肪代謝。方法是：每天2次，每次120下。

2. 做腹式呼吸，每天1次，每次5分鐘。

3. 不拘時做兩條腿下蹲運動，每天2次，每次50下。

4. 仰臥位，輕揉右脇部和上腹部，持續10分鐘。

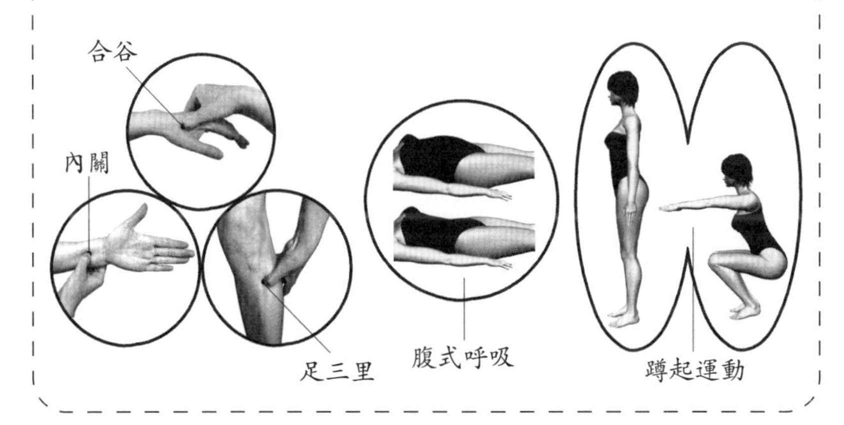

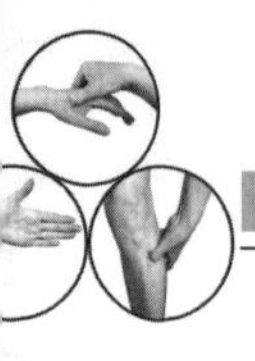

食物療法

1. **大麥陳皮飲：**大麥60克，陳皮10克，加水煮沸10分鐘，代茶飲。

2. **苡仁紅豆粥：**薏苡仁、紅豆各30克，加水煮爛後食用。

3. **炸蠶蛹：**蠶蛹適量，用植物油炸熟，加調味品食用。

4. **木耳大棗飲：**黑木耳15克，大棗10枚，煮汁飲。

5. **冬瓜二豆湯：**冬瓜500克，紅豆120克，綠豆100克，加水煮爛後食用。每次60毫升，每天3次。此方可治療肝硬化腹水。

慢性結腸炎

慢性結腸炎是一種原因不明的結腸非特異性炎症，主要累及直腸和乙狀結腸，也可侵及其他部位或全部結腸。

主要表現為腹痛、腹瀉或裡急後重、糞便帶有黏液或膿血，病情進展緩慢，輕重不一，常反覆發作，以青、壯年患本病者較多。

輔助按摩

按摩雙側足三里、脾俞、胃俞、大腸俞、曲池、合谷諸穴各1分鐘。

刮痧療法

刮脾俞、胃俞、大腸俞、中脘、天樞、足三里諸穴。每天1次，每穴5～10下。

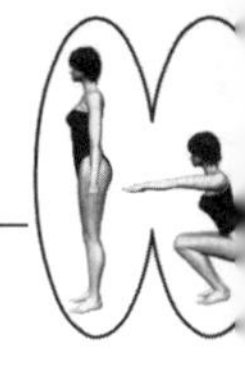

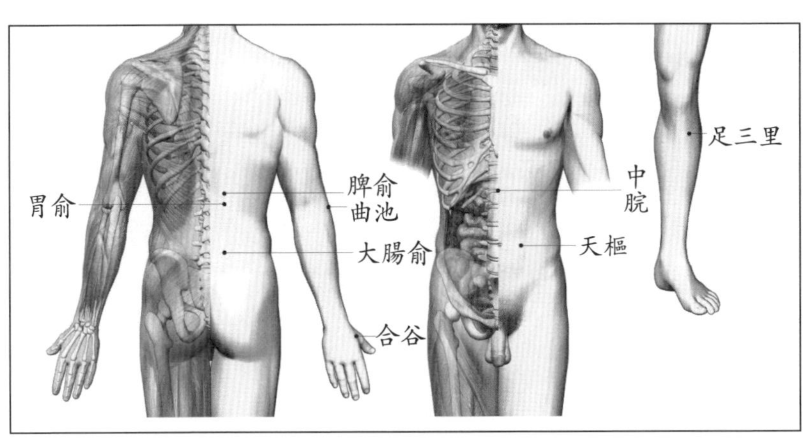

慢性結腸炎取穴

312經絡鍛鍊防治慢性結腸炎法

1. 按壓足三里、內關穴，可以刺激胃腸功能，調節氣血。方法是：每天2次，每次120下。

2. 做腹式呼吸，每天1次，每次5分鐘。

3. 不拘時做兩條腿下蹲運動，每天2次，每次30～50下。

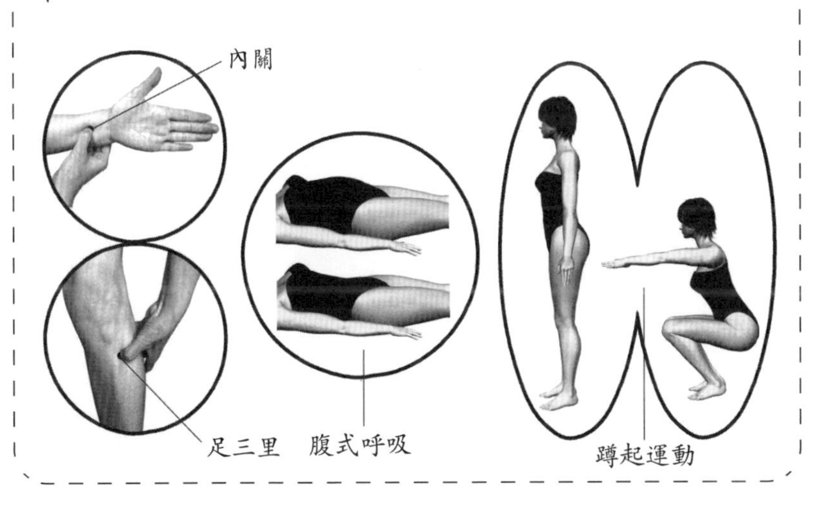

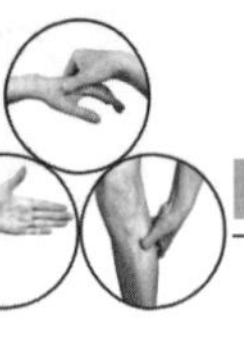

食物療法

1. 馬齒莧90克，粳米60克，加水熬粥，加少許鹽調味後食用。

2. 馬齒莧90克，綠豆100克，加水熬粥，加少許鹽調味後食用。

3. 韭菜250克，生薑25克，搗爛，取汁，加牛奶250克，煮沸後飲。

4. 鮮老藕150克，切片；粳米100克，加水熬粥喝。

5. 百合、芡實各30克，黑糯米60克，加水熬粥喝。

慢性闌尾炎

闌尾炎常被稱為「盲腸炎」，可分為急性、慢性兩種。急性表現為轉移性右下腹痛，伴有噁心、嘔吐、頭痛、乏力、咽痛、出汗、口渴、心跳加快等。檢查見右下腹部闌尾部位有明顯壓痛，尤其腹痛常在中、上腹時，壓痛已固定於右下腹。隨著闌尾位置的變化，壓痛點可隨之改變。應立即送醫院診治。

急性闌尾炎緩解後，闌尾仍殘留病變，與周圍粘連而轉為慢性。

輔助按摩

1. 大拇指指端按壓闌尾穴，必須感覺到酸脹，待疼痛減輕或緩解後停止。

2. 排空大、小便，洗淨雙手，仰臥，搓熱雙手，左手在

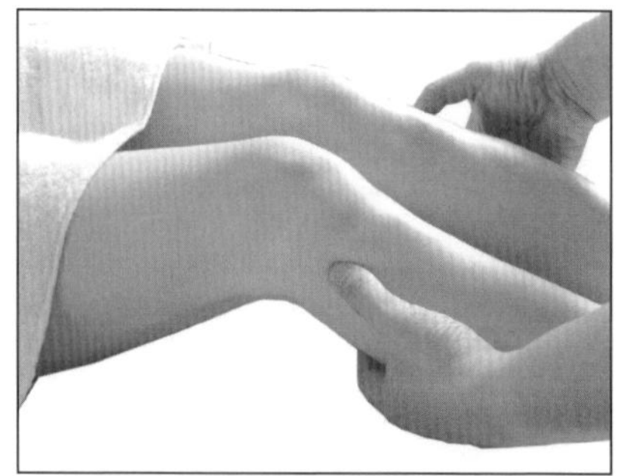

按壓闌尾穴

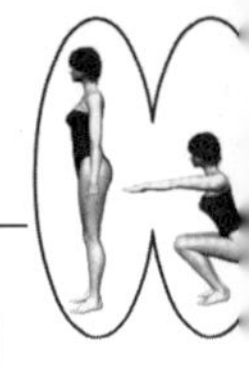

下，右手在上，相疊按壓腹部。以肚臍為中心，緩慢地逆時針方向旋轉按揉90次，再順時針方向旋轉按揉60次。用力先輕後重，雙手經過闌尾部位（右下腹）時要稍稍加重力度。然後，雙手在肚臍兩旁上、下推按腹部30次。

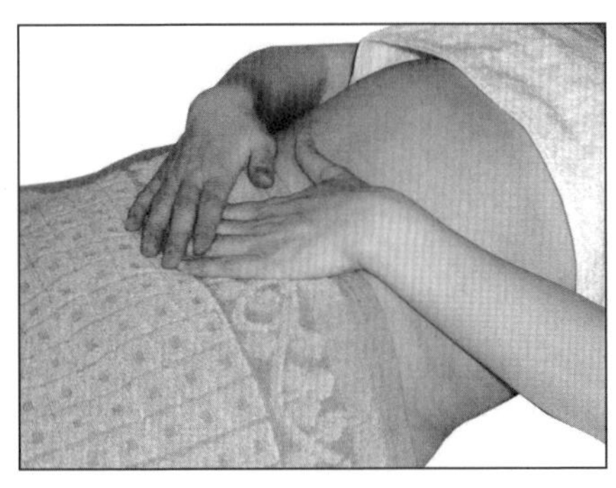

按揉腹部

3. 坐起，盤腿，雙手在後腰兩腎部位上、下推揉30次。堅持按摩1～2個月。

312經絡鍛鍊防治慢性闌尾炎法

1. 按壓足三里、內關穴，可以刺激胃腸功能，調節氣血。方法是：每天2次，每次120下。

2. 做腹式呼吸，每天1次，每次5分鐘。

3. 不拘時做兩條腿下蹲運動，每天2次，每次30～50下。

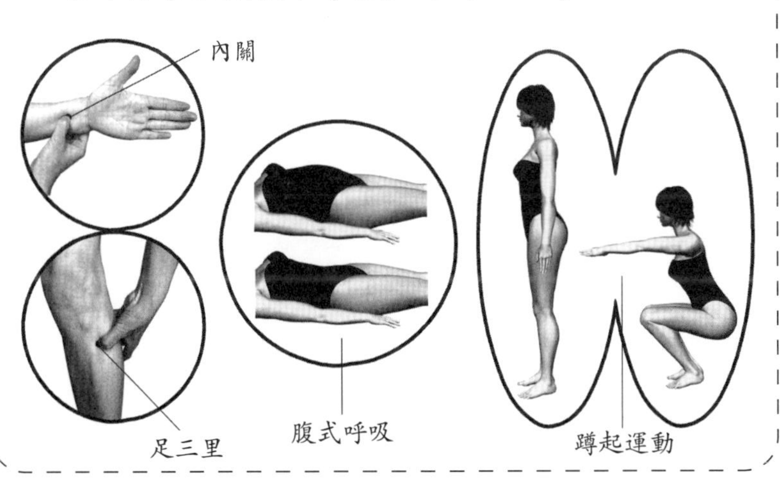

刮痧療法

刮大腸俞、下脘、氣海、梁丘、足三里、大巨、上巨虛、溫溜、合谷諸穴。每天1次，每穴5～10下。

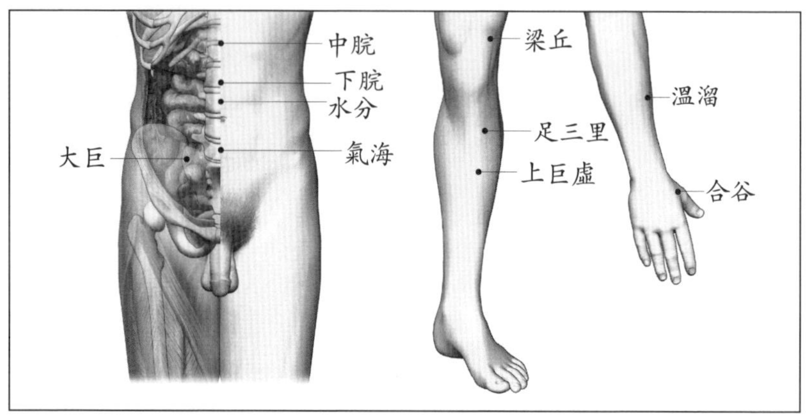

慢性闌尾炎取穴

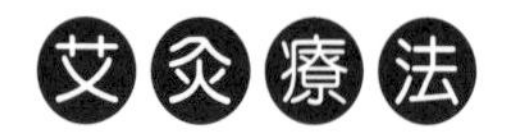

艾灸療法

灸中脘、水分、氣海穴，每天1次，每次10～20分鐘。

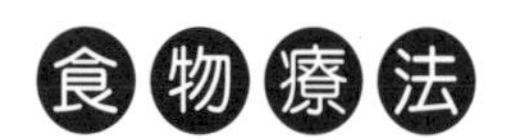

食物療法

1. 冬瓜子30克，薏仁15克，桃仁12克，甘草5克，桔梗10克，水煎服，常飲。

2. 苦菜60克（鮮者加倍），水煎服。適用於輕度闌尾炎。

慢性膽囊炎

慢性膽囊炎是膽囊的慢性病變，絕大多數病人都伴有膽囊結石，如有膽石嵌頓，則可發生右上腹難以忍受的膽絞痛，常

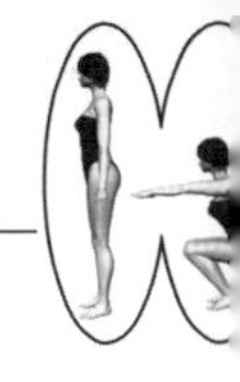

持續15～60分鐘，同時還有噁心、嘔吐、飽脹、燒心、打嗝、反胃等症狀。有的也表現為消化不良，對脂肪飲食難以忍受。經由超音波檢查，多可明確診斷，顯示出膽囊有結石和沉積物、膽囊壁增厚或萎縮。膽囊積液病人，則顯示出膽囊增大。

312經絡鍛鍊防治慢性膽囊炎法

1. 按壓足三里、內關穴，可以刺激胃腸功能，調節氣血。方法是：每天2次，每次120下。

2. 做腹式呼吸，每天1次，每次5分鐘。

3. 不拘時做兩條腿下蹲運動，每天2次，每次30～50下。

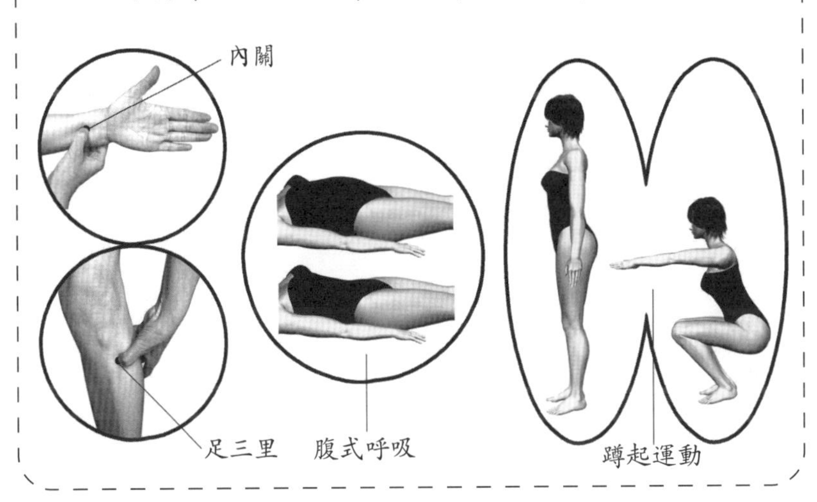

輔助按摩

1. 按揉肝俞、膽俞穴各2分鐘。按揉三陰交、膽囊穴各1分鐘。

2. 點揉曲池、內關、期門、陽陵泉、膽囊、懸鐘、丘墟諸穴各1分鐘。每天2次。

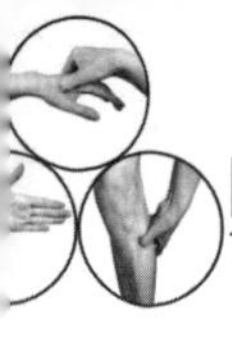

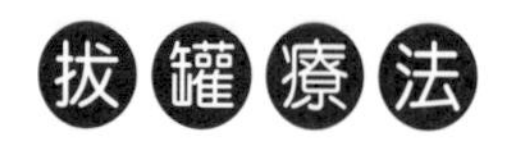

拔膽囊、天宗、太衝、膽俞、中脘、內關諸穴，留罐10～15分鐘。每天1次，病情好轉後隔日1次。

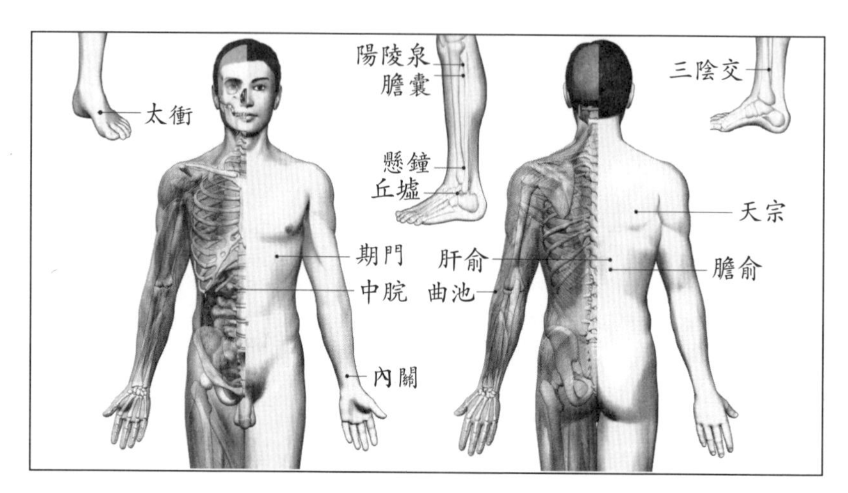

慢性膽囊炎取穴

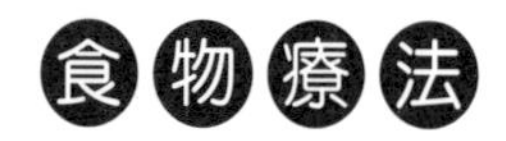

1. 蒲公英的根、莖、大葉鑽天楊的根、皮，各半混合，切細，濃煎，去渣，再濃縮至黏稠狀時，加蜂蜜少許，備用。每次1茶匙，每天3次。

2. 薺菜250克，雞蛋2個，同放鍋內，加水煮熟後食用。

3. 茉莉花10克，粳米50克，熬粥，加白糖後喝。

4. 玉米芯、金錢草各60克，水煎服，每天1劑。也可將玉米鬚50克沸水沖泡代茶飲，15天為1療程。

5. 蒲公英、玉米鬚、茵稱各30克，水煎飲用。

6. 每天吃1個橘子。橘子中所含的維生素C可預防膽結石

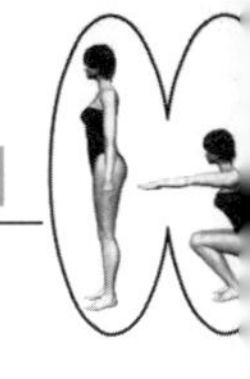

的發生。

7. 每天清晨吃1個蘋果，必須連皮一起吃。隔半小時後方可進餐，天天如此。

膽石症

膽石症常在飽餐或進高脂肪飲食後數小時出現中上腹或右上腹疼痛，並逐漸加重至難以忍受的劇烈程度，疼痛常向右肩胛處或右肩部放射，同時可伴有大汗淋漓、面色蒼白、噁心、嘔吐等症狀。

312經絡鍛鍊防治膽石症法

1. 按壓足三里、內關穴，可以刺激胃腸功能，調節氣血。方法是：每天2次，每次120下。

2. 做腹式呼吸，每天1次，每次5分鐘。 蹲起運動

3. 不拘時做兩條腿下蹲運動，每天2次，每次30～50下。

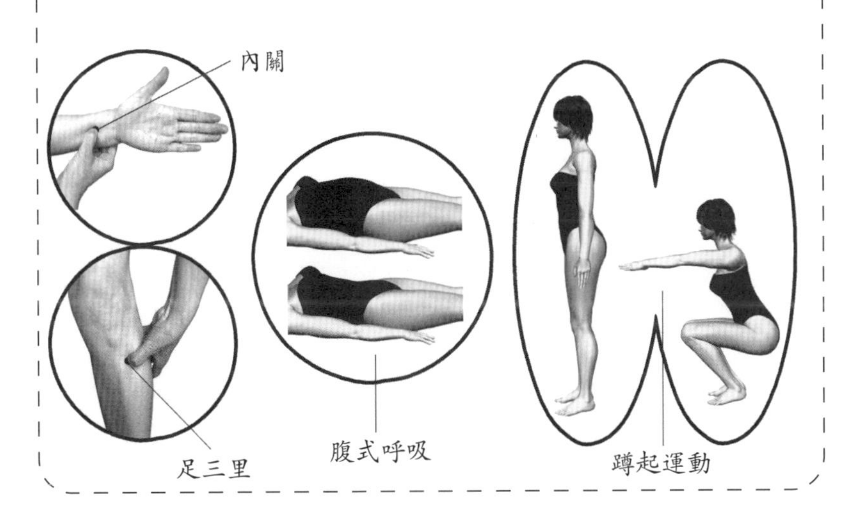

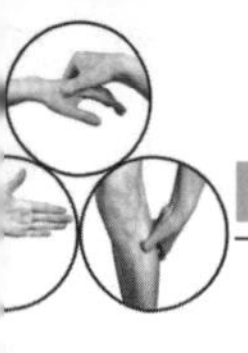

輔助按摩

1. 平時多按摩兩側後腰，旋轉左、右腳踝，拍打左、右小腿及大腿內側，由下往上拍打至陰部前為止。

2. 每天早晨，雙手握拳，兩上肢肘關節自然彎曲，左手拳擊右乳下方肋骨下緣的腹部（即膽囊區），再擊背後右腎臟部位。右手擊打則方向相反。左右交替各擊打180下，堅持數月。

食物療法

1. 芹菜120克，粳米100～150克，熬粥，當天喝完。

2. 核桃5～6個，去皮，取仁，加冰糖和麻油適量，蒸熟後食用，有排石作用。

3. 每天食用黑木耳1～2次，疼痛、噁心、嘔吐等症狀可以在2～4天之內緩解。小結石可望排出。若結石較大，長期食用可使結石變小，有利於排出。

打嗝

日常生活中，有時由於吃飯時冷氣進入食道，或是吃得太快，咽下過多的空氣等誘發因素，造成膈肌痙攣而打嗝。

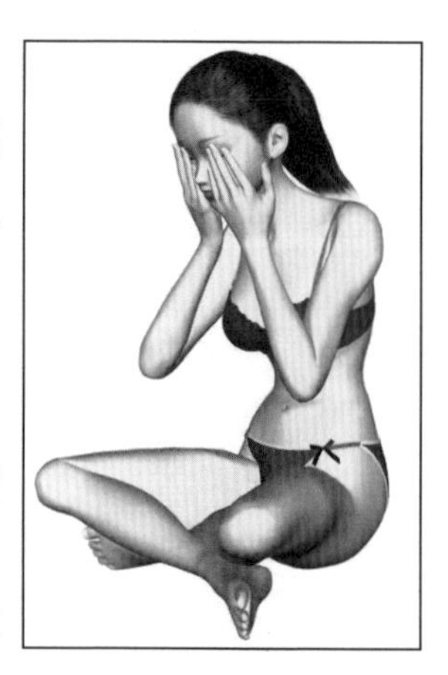

壓上眼眶

輔助按摩

1. 用手指緊壓上眼眶邊緣3分鐘。如不止，稍停再壓。

2. 左、右手拇指指甲用力掐住中指第二個關節處2分鐘。

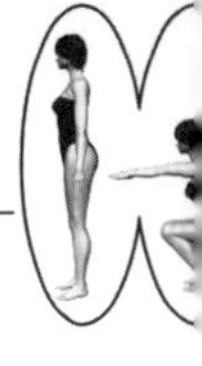

312經絡鍛鍊防治打嗝法

1. 按壓內關穴，可以刺激胃腸功能，調節氣血。方法是：每天2次，每次120下。

2. 做腹式呼吸，每天1次，每次5分鐘。

3. 不拘時做兩條腿下蹲運動，每天2次，每次30～50下。

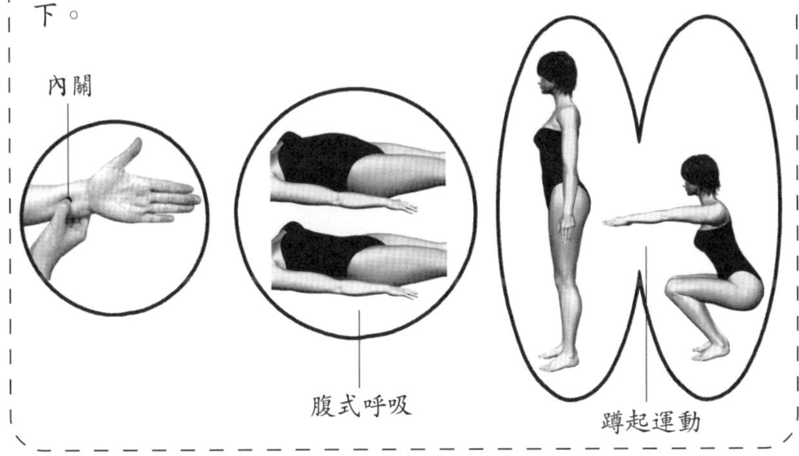

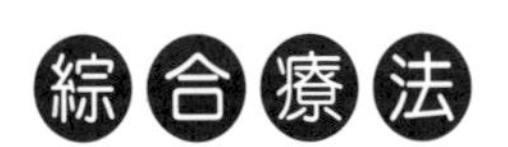

綜合療法

1. 打嗝連續不斷時，可全身俯臥在床，下頜抵在枕頭上，一般不到10分鐘，打嗝自然停止。

2. 短暫憋氣，或緩慢而穩定地吐氣3～5分鐘。

3. 含一大口水，仰頭，憋氣，漱喉嚨，然後吞下。打嗝不止，可多次反覆。

4. 打嗝一開始，馬上吸一口氣，然後將氣憋住，雙手放置胸前，平屈，拳心向下，閉目，意念用力將氣下壓，雙手同時慢慢向下做壓的動作。想像氣從身體中排出，連作數次。

5. 冷天用熱水袋，熱天用冰袋敷橫膈處10～15分鐘。

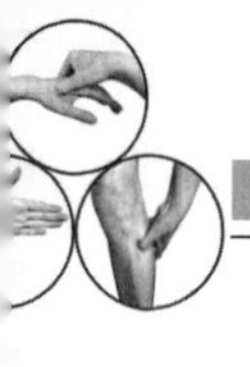

6. 打嗝時用下齒蓋住上唇，咬住，便可止嗝。

便　秘

便秘是指大便秘結不通、排便時間延長、大便乾燥或雖有便意，但排便困難。發病原因有多種，如病後氣虛、腸胃燥熱、蔬菜、水果進食過少、辛辣肥膩食物進食過多等。老年人便秘多與體質虛弱、腹壁鬆弛、消化功能減退有關。

312經絡鍛鍊防治便秘法

1. 每晚臨睡前做腹式呼吸，每天1次，每次5分鐘。

2. 按壓合谷、內關、足三里穴，可以通暢經絡。方法是：每天2次，每次120下。

3. 不拘時做兩條腿下蹲運動，每天2次，每次50下。

4. 仰臥位，輕揉下腹部，可以促進胃腸蠕動，緩解便秘，每天臨睡前按摩10分鐘。

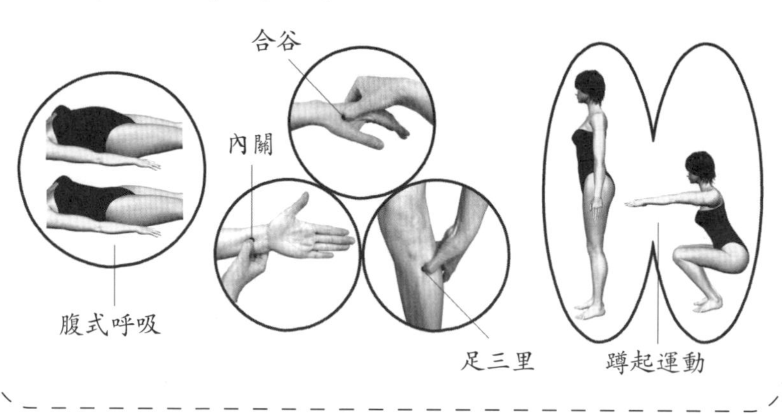

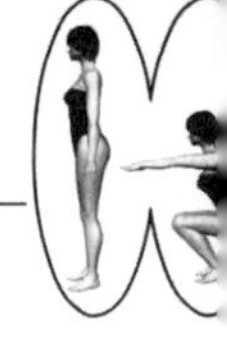

體操療法

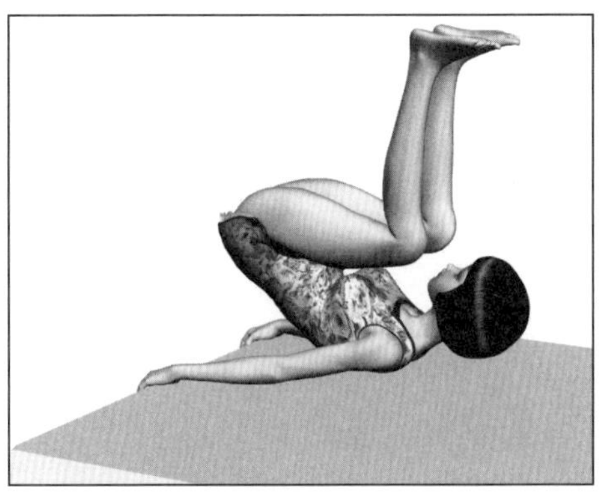
屈腿運動

1. 屈腿運動：仰臥位，兩腿同時屈膝抬起，使大腿貼於腹部，然後還原，反覆10遍。

2. 舉腿運動：仰臥位，兩腿同時伸直舉起，然後放下，反覆10遍。

3. 踏車運動：仰臥位，輪流屈伸兩腿，模仿蹬自行車動作，屈伸範圍儘量大，反覆30遍。

4. 仰臥起坐：仰臥位，收腹坐起，兩手摸足尖，反覆10次。

食療方法

1. 菠菜粥：新鮮菠菜100克，粳米100克。先將菠菜洗淨放滾水中燙半熟，取出切碎；粳米煮粥，粥成後將菠菜放入，拌勻煮沸即可，日服2次。

2. 雙胡湯：胡蘿蔔90克，荸薺90克，胡荽（香菜）40克，精鹽適量。將胡蘿蔔修治乾淨，用水洗後切成薄片。荸薺削去外皮洗淨，切成薄片。香菜擇去老葉洗淨，切成約2.5公分長的段。鍋內注入適量清水燒沸，倒入胡蘿蔔片、荸薺片，用小火煎煮約15分鐘，撒入香菜段燒沸，加精鹽調味，盛出裝入湯碗內即成。有清熱、潤腸、通便之療效。

3. 黑木耳羹：黑木耳60克，煮爛，加蜂蜜2匙，調服，每日2～3次。有助於治療習慣性便秘。

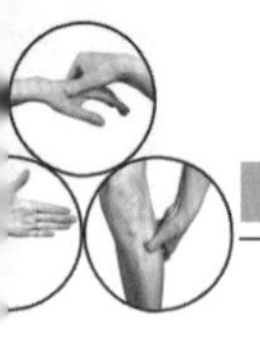

頸椎病

頸椎病又稱「頸椎綜合徵」，是指頸椎退行性改變或頸部軟組織病變所引起的綜合徵。多發於中老年人。

主要症狀為頸、肩、臂疼痛、上肢麻木、頸部活動受阻，或有眩暈、噁心、耳鳴、耳聾、視物不清等症狀，甚至出現上、下肢活動障礙、痙攣及癱瘓。在手法轉動頸部時，切忌突然發力及轉動幅度過大，以防不測。

312經絡鍛鍊防治頸椎病法

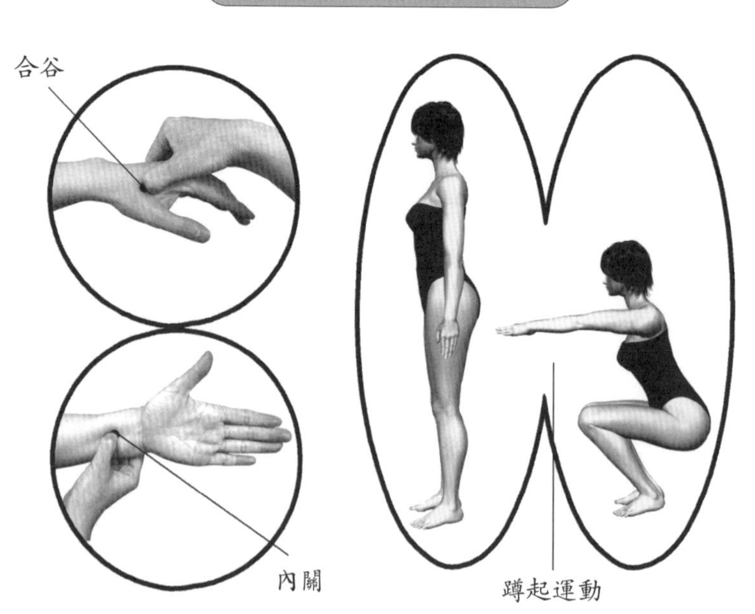

1. 做兩條腿下蹲運動，每天2次，每次50下。

2. 按摩內關、合谷穴，可以疏通頸部經絡，每天2次，每次10分鐘。

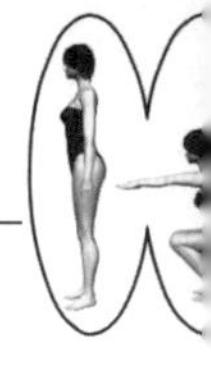

3. 用兩手拇指指腹同時按揉兩側風池穴各100下，局部要有明顯的酸脹感或酸痛感。

4. 用中指指端按揉第七頸椎旁各100下，左手按右側穴位，右手按左側穴位，局部要有明顯的酸脹感。

5. 右手掌置於項後部，左右往返橫向摩擦透熱。

運動療法

1. 前屈後伸：頭儘量前傾，使下頜抵到胸口；再使頭儘量後仰，使前額、鼻尖成一直線。

2. 頸臂相爭：雙手十指交叉放於枕後，頭用力後伸，雙臂儘量向前對抗。此方法尤其適合長期低頭工作者。

3. 左顧右盼：將頭輪流向左右旋轉，用力適度，動作緩慢，幅度要大。

4. 頸部環繞：將頸部順時針或逆時針方向轉動。 藥枕防治頸椎病：用黃豆2公斤，裝入長約30公分，寬約15公分的布袋中，做成一個「黃豆枕」，每晚睡覺時，枕於頸部，堅持下去可以防治頸椎病。

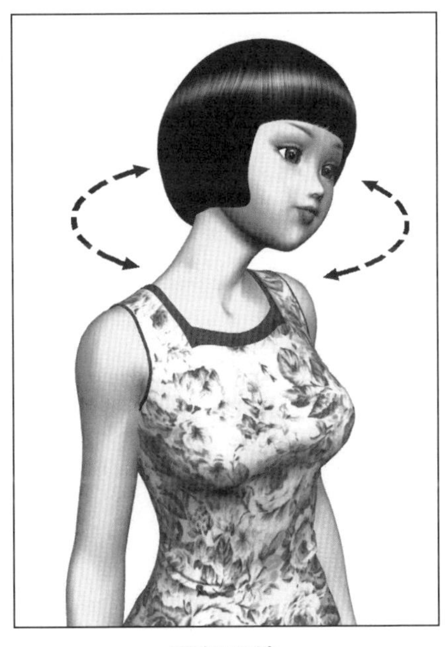

頸部環繞

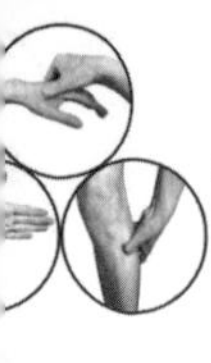

頸椎病自我防護

1. 注意頸部保暖，防止受涼，特別是頸部不要對著視窗、風扇、空調等風口吹。

2. 保持良好的睡眠姿勢，睡眠時枕頭不宜過高、過低、過硬，枕頭的高度應以10公分左右為宜，相當於自身一拳到一拳半高。另外，枕頭應枕在頸部，伴有嚴重骨質增生的人，頭應略向後伸。

3. 注意調整平時工作體位，避免長時間低頭伏案工作，必須長時間工作時，1小時左右就要活動一下頸部，使頸部的韌帶、肌肉得到適當休息。

4. 不宜躺在床上看書，看電視不宜過久，尤其不要斜著身體歪著腦袋看。

肩周炎

肩周炎是肩關節周圍的筋腱發生損傷性或退變性病變引起以肩關節疼痛、活動功能障礙為主要症狀的常見病、多發病。本病好發年齡為50歲左右，故又稱「五十肩」。

本病有自癒傾向，肩部正常活動幅度可逐漸自然恢復，但這個過程往往需要數月或1年左右時間，如果得到良好的早期治療，功能常會得到很快恢復。

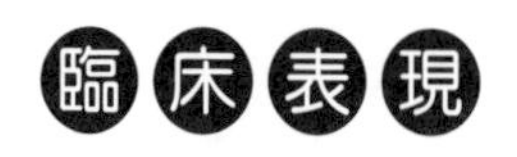

1. 肩部疼痛：早期呈陣發性疼痛，常因天氣變化或勞累誘發，以後逐漸發展到持續性疼痛，範圍廣泛，並逐漸加重，晝

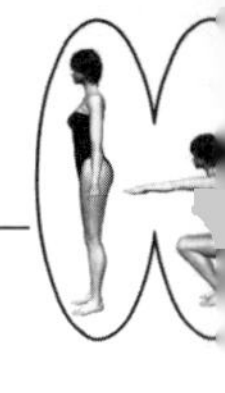

輕夜重，多數患者會因夜間肩部疼痛而痛醒或影響睡眠，不能向患側側臥。

2. 活動受限：肩關節功能廣泛受限，患側上肢常呈內旋位，主動活動受限，被動活動也受限，影響日常生活，梳頭、穿衣、繫腰帶、叉腰困難。嚴重時肘關節功能也受限，屈肘時手不能摸肩。

3. 廣泛壓痛：肩關節周圍有不同程度的廣泛壓痛，常可提示病變的根源。

4.外展扛肩：患者肩關節主動或被動外展時，患側肩也隨之抬起，形成「扛肩」，故稱為外展扛肩現象。

5. 肌肉萎縮：肩關節粘連日久，功能受限，即可發生肌肉萎縮，尤其以三角肌和岡上肌明顯。

312經絡鍛鍊防治肩周炎法

1. 做兩條腿下蹲運動，每天2次，每次50下。

2. 按摩內關、合谷、足三里穴，可以疏通經絡，條暢氣血。每天2次，每次10分鐘。

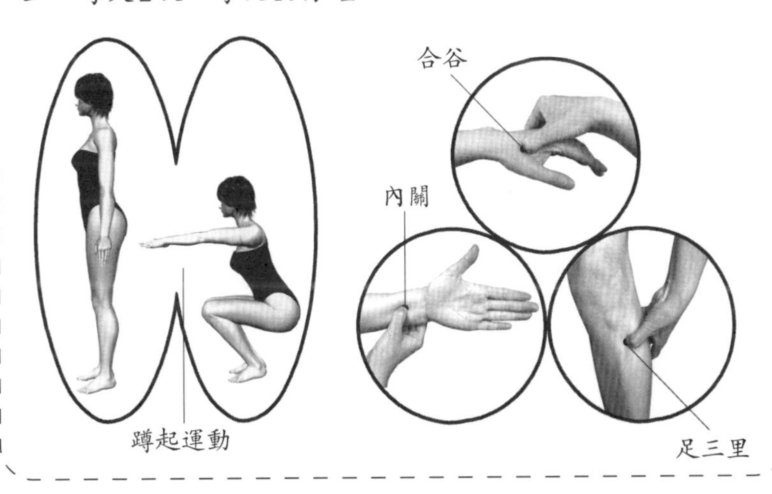

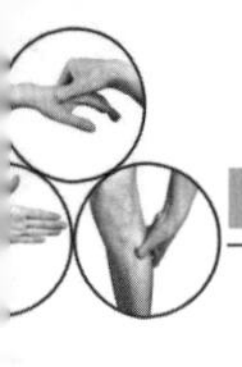

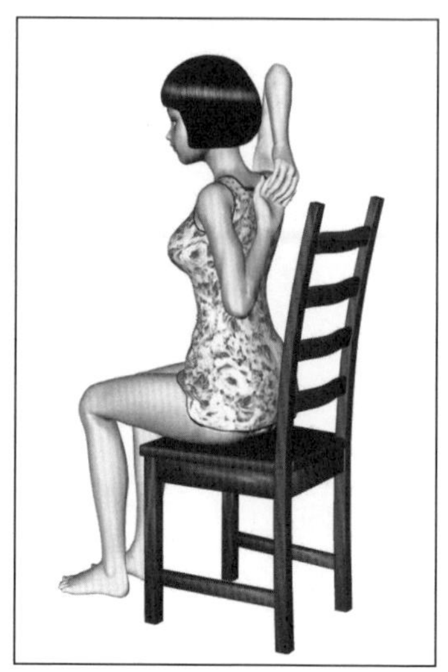

背後拉手

自我鍛鍊

1. **前後搖肩：**兩下肢前後開立，健側下肢伸直在前，患側下肢伸直在後，前後方向搖動肩關節，動作由小到大，由慢到快。如此反覆數次。

2. **爬牆活動：**面對牆壁，用雙手或單手沿牆壁緩慢向上活動，使上肢儘量高舉，然後再緩緩向下回到原處。如此反覆數次。

3. **背後拉手：**兩手置於身後，用健側手拉患側手使其逐漸內收並上提。如此反覆數次。

4. **外旋練習：**背靠牆站立，患肢握拳屈肘，患肘貼住胸壁，患肢外旋，儘量使拳背碰到牆壁。如此反覆數次。

5. **雙手托天：**站立，雙手各指相交，自腹前緩慢抬起，舉平後向上拉動，如此反覆數次。

肋間神經痛

肋間神經痛指一個或幾個肋間部位沿肋間神經的分佈發生經常性疼痛，並有發作性加劇的特徵，常伴有相應皮膚區的感覺過敏以及肋骨邊緣的壓痛。

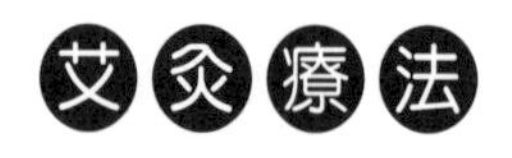

艾灸療法

灸肝俞、血海、陽陵泉、內關、支溝諸穴各3～5壯。每天

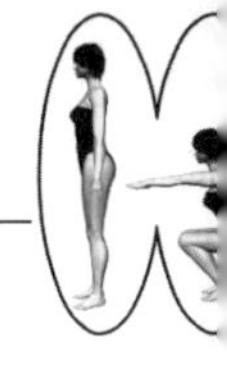

1次，3天為1療程。休息3天後進行下1療程。

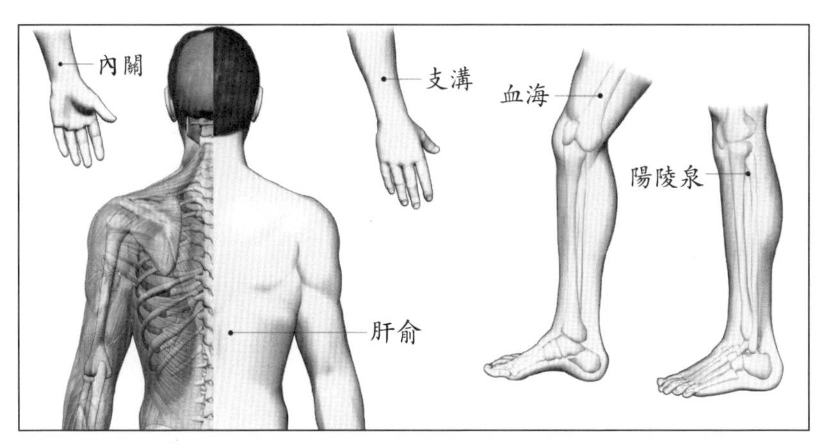

肋間神經痛取穴

312經絡鍛鍊防治肋間神經痛法

1. 做兩條腿下蹲運動，每天2次，每次50下。

2. 按摩內關、合谷、足三里穴，可以疏通經絡，條暢氣血。每天2次，每次10分鐘。

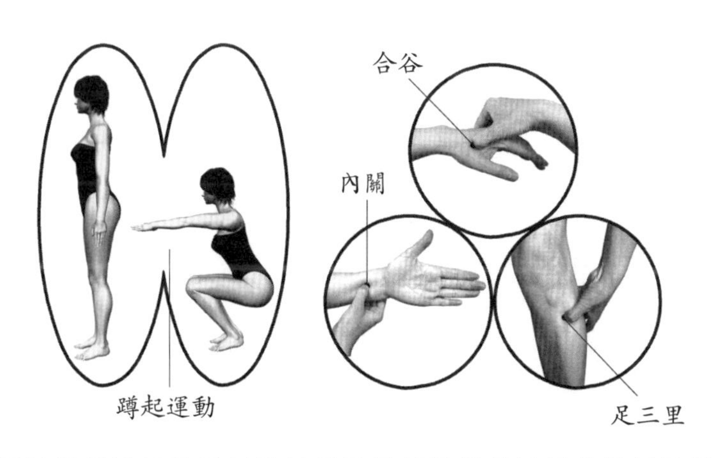

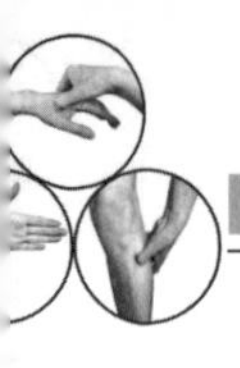

帕金森氏症

帕金森氏病又稱震顫麻痹，患者多為55歲以上的中老年人。患病初期，手指發生不由自主的顫動，或出現頸肩部肌肉僵硬等症狀。還會出現言語、行為遲緩，反應遲鈍等症狀。晚期患者則全身僵直，臥床不起，無法完成穿衣、吃飯、寫字等行為。

312經絡鍛鍊防治帕金森氏症法

1. 做兩條腿下蹲運動，每天2次，每次50下。

2. 按摩內關、合谷、足三里穴，可以疏通經絡，條暢氣血。每天2次，每次10分鐘。

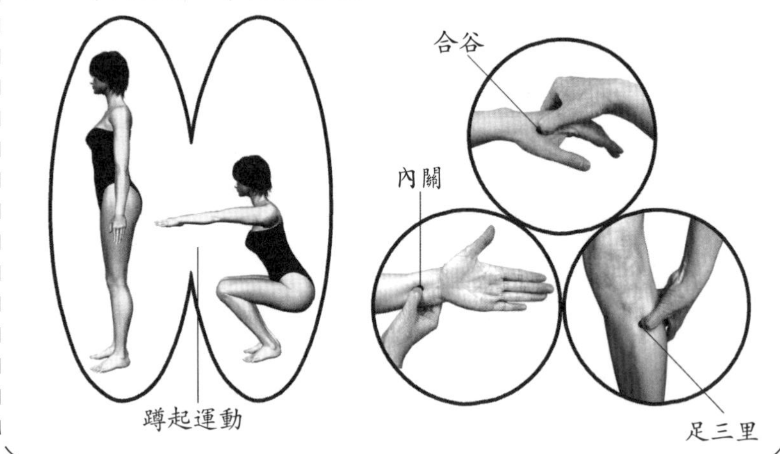

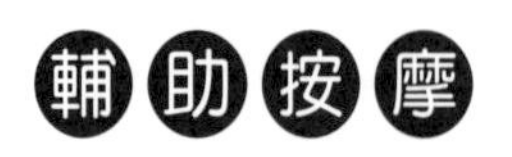

1. 用兩手拇指指腹自印堂穴開始，沿兩側眉毛到太陽穴往返摩擦，同時把分推的起始部位沿額的正中線逐漸向上移至髮際。

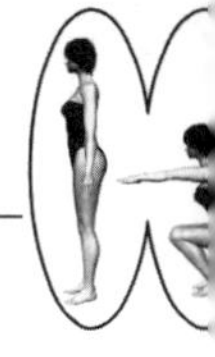

2. 用兩手拇指指腹分推頭部兩側，從前上方到後下方，往返操作10餘遍。

3. 五指分開，拇指放在太陽穴，小指放在風府穴，其餘手指等寬分開，按揉2～3分鐘。

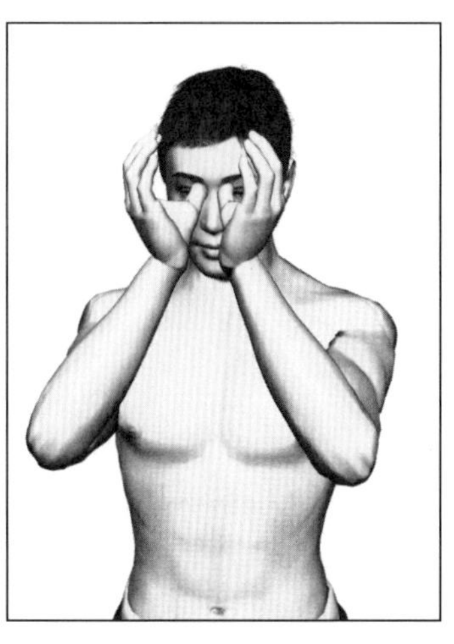

推擦面部

4. 用手掌根沿鎖骨下橫擦前胸部，並逐漸向下移至十二肋，往返操作，以透熱為度。接著橫擦肩背部，並逐漸向下移至腰部，均以透熱為度。

5. 坐位，上身稍向前傾，並用兩肘支撐在大腿上，按摩者用手掌根從大椎穴直擦到腰骶部，以透熱為度。

6. 自腕關節直擦至肩腋部。以透熱為度。

7. 拿揉上肢內、外側，從上到下重複3～5次。

8. 最後大幅度搖動肩關節。

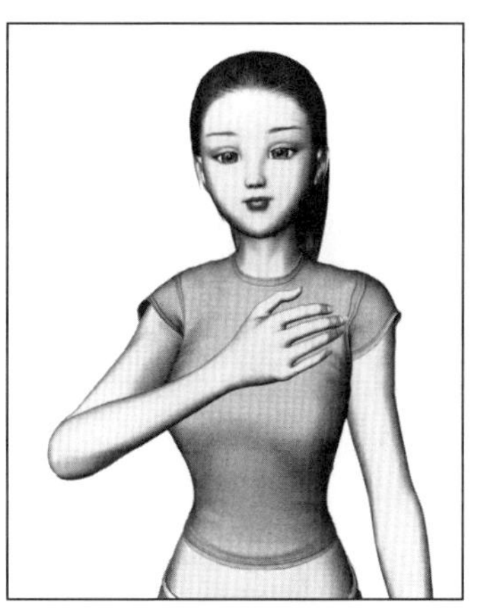

橫擦胸部

總共按摩時間約15分鐘，每天1次。連續按摩12～15天為1療程。

腱鞘炎

腱鞘炎又稱「狹窄性腱鞘炎」，多發生於中、青年人，女性多於男性。臨床表現為橈骨基突處及拇指周圍非常疼痛，拇

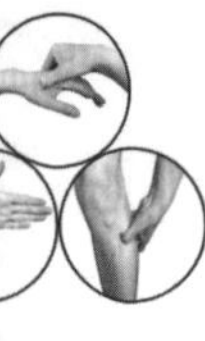

指活動受阻。診斷時，四個手指要把拇指握緊，並向尺側屈腕活動，橈骨基突部出現劇烈疼痛，即可認定為本症。

312經絡鍛鍊防治腱鞘炎法

1. 做兩條腿下蹲運動，每天2次，每次50下。

2. 按摩內關、合谷、足三里穴，可以疏通經絡，條暢氣血。每天2次，每次10分鐘。

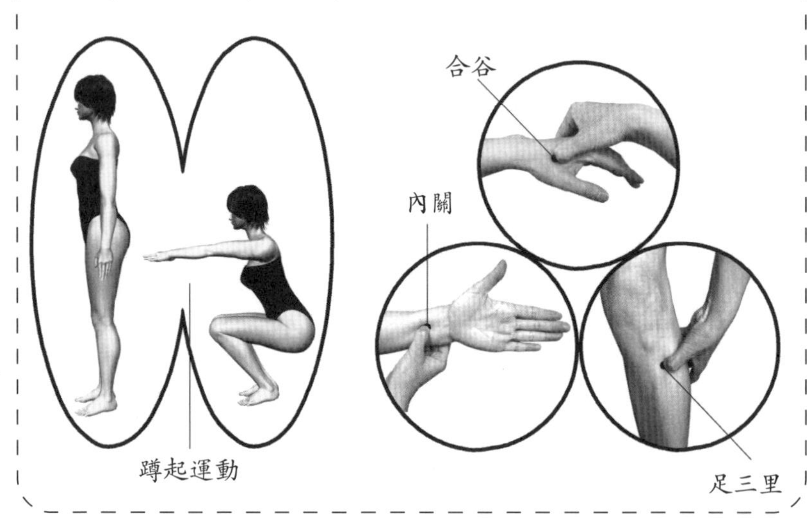

輔助按摩

1. 按摩陽池、四瀆穴，再反覆用力把手握緊再張開，反覆10～15次。

2. 將雙手五指最大限度地掰開，左右手的手指尖對應摁壓，每次50下，早、晚各1次。按摩前用熱水泡手則更覺舒適。

3. 雙手握成拳頭，然後再放開，如此一握一放，連做100

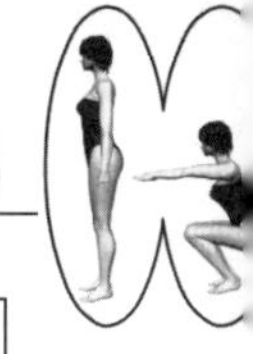

次。放開拳頭時，不必放得太開，只要稍稍放開即可。然後用力將十個指頭伸直，再縮回來，如此一伸一縮，連做100次。早、中、晚各做1次。

開始時，可能拳頭握不緊，或力度不夠，隨著練習次數的增加，握拳會越來越有力，越來越輕鬆。

4. 站立，患側手腕騰空，拇指內收，輕輕握拳，做順時針方向搖腕5～10次，再逆時針方向搖腕5～10次，最後用健側手握住患側手指輕輕搖動5～10次。

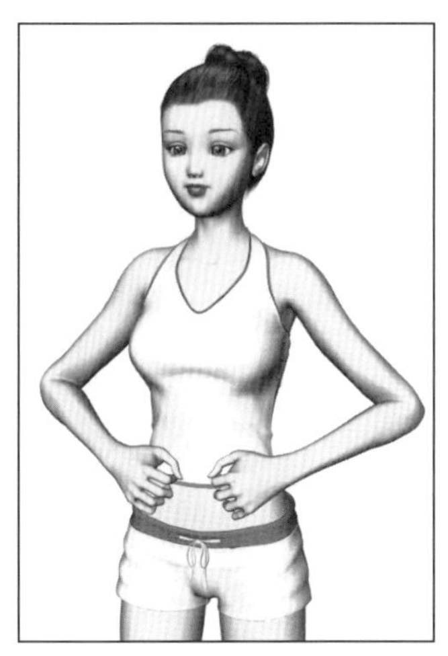

伸縮手指

膝關節炎

膝關節炎又稱「增生性膝關節炎」，是中老年人常見的疾病。以肥胖老年婦女更為多見。主要表現為膝關節部位疼痛、無力，走路以及上、下樓梯時疼痛加劇，疼痛可放射到膕窩、小腿或踝關節部位，有的患者膝關節活動稍受限。

輔助按摩

1. 坐位，兩手搓熱，用雙手掌根分別按於膝關節內、外側，上下來回按摩10次以上，以局部發熱為度。

2. 仰臥做膝關節屈伸的動作，一屈一伸，連續5～10下，動作幅度由小逐漸到大。

3. 按揉湧泉、三陰交穴各3～5分鐘，每天1次。按壓委中、承山穴，直至疼痛消失為止。

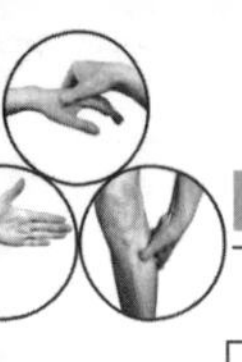

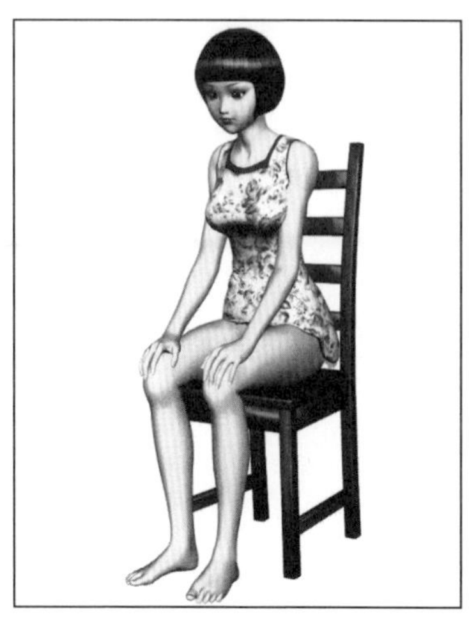

按摩膝關節

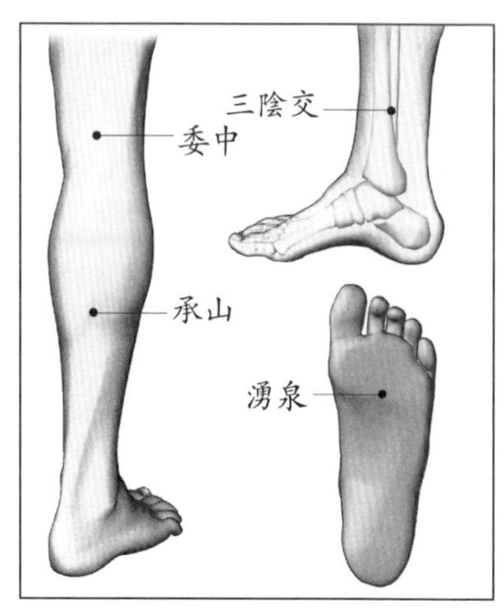

膝關節炎取穴

312經絡鍛鍊防治膝關節炎法

1. 做兩條腿下蹲運動，每天2次，每次50下。

2. 按摩內關、合谷、足三里穴，可以疏通經絡，條暢氣血。每天2次，每次10分鐘。

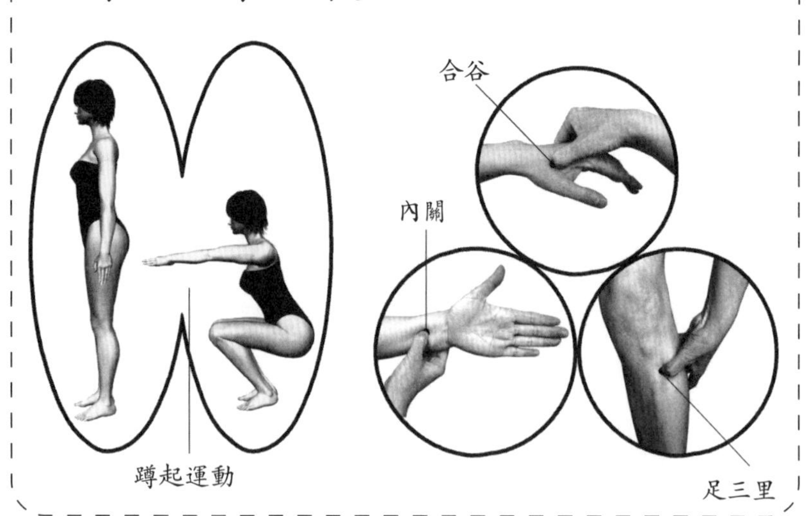

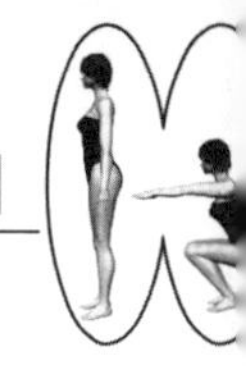

落 枕

落枕多因睡眠時姿勢不當，或受風寒侵襲，造成頸部經絡不通，氣血運行不暢，也有在工作中不慎或猛然轉動頭部所致。臨床表現為頸部強直，牽引作痛，俯仰、轉動受阻，並向一側歪斜。

312經絡鍛鍊防治落枕法

1. 做兩條腿下蹲運動，每天2次，每次50下。

2. 按摩內關、合谷、足三里穴，可以疏通經絡，條暢氣血。每天2次，每次10分鐘。

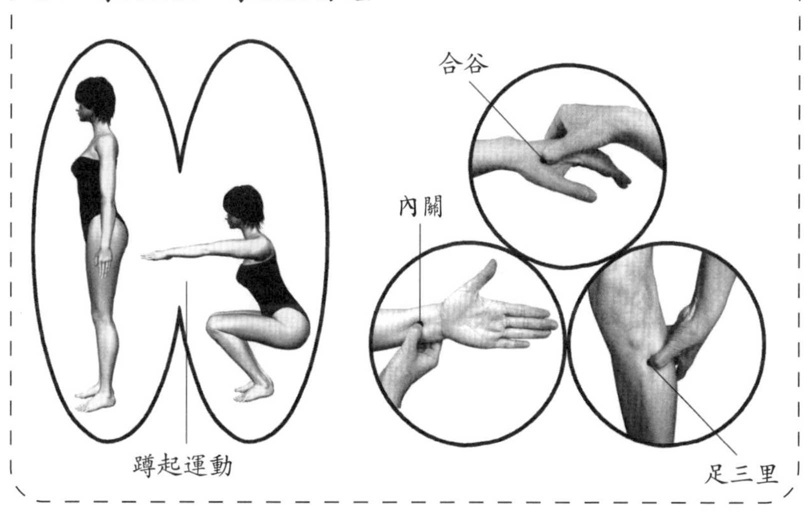

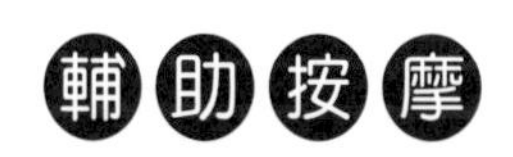

輔助按摩

1. 按壓阿是穴、風池、天柱、養老、落枕、外關、承山諸穴各2分鐘，然後雙手儘量上舉後，突然放下，連做20次。

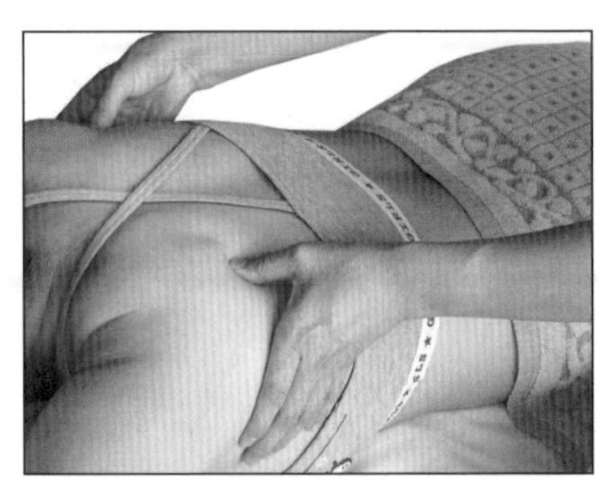
按天宗穴

2. 用拇指指端點揉雙側大杼穴，同時用其餘四指做均勻捏動共60次。此法需他人協助。

3. 按揉阿是穴、天宗穴各3～5分鐘，再提夾頸項、肩部肌腱，再放鬆，反覆3～5分鐘，最後按壓合谷穴2分鐘。

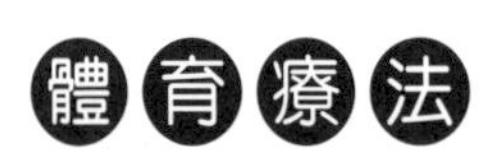

體育療法

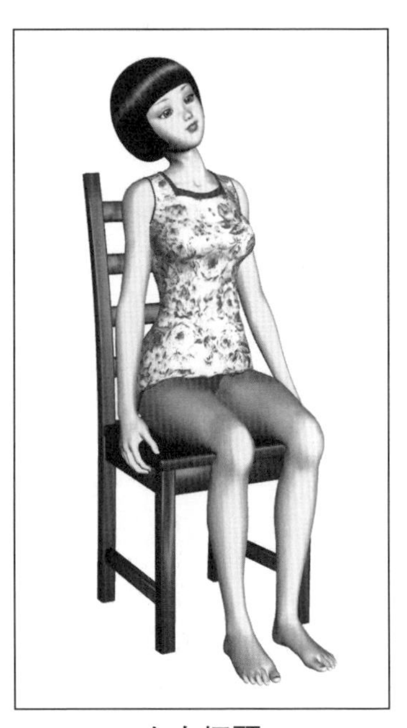
左右擺頭

1. 坐位，挺胸，頭先向下，以下頜骨挨著胸部為止，然後向上抬頭，眼睛朝天上看，停留3秒鐘後再低頭。反覆20次。

2. 坐位，兩臂自然下垂，頭先向左擺動，再向右擺動，左右共擺動20次。

3. 坐位，挺胸，兩臂自然下垂，左右搖擺下頜20次。

4. 坐位，挺胸，先將頸部儘量向上伸長，再將頸部儘量向下收縮，共做20次，以鍛鍊頸部肌肉。

5. 坐位，挺胸，身體不動，先向左旋轉90°，再向右旋轉90°，左右旋轉各20次。

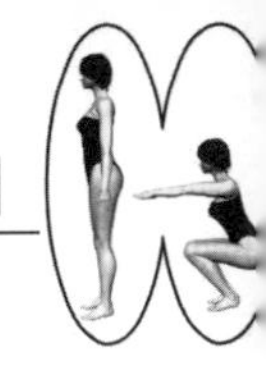

足跟痛

足跟痛又稱「跟痛症」，多見於中老年人，女性老年肥胖者更多。是因為肌體的老化、骨質發生退行性病變、體重增加、過多走路、站立時間過長、鞋子不合腳、跟骨骨刺等引起。主要症狀是足跟在行走或站立時疼痛，以跟骨內側下方為甚。也有因足跟皮膚開裂引起，應注意區別。

按摩療法

1. 患者吸一口氣，按摩者拇指按壓大陵穴下1公分處的掌根穴，使局部出現酸脹感，3～5分鐘。左腳跟痛按壓右側掌根穴，右腳跟痛按壓左側掌根穴。

2. 仰臥，患側屈膝，足底向下，找到壓痛點，一手握住足前掌，一手拿木棒（木棒接觸皮膚的一頭為方形），對準壓痛點，先輕輕捶擊6～8下，再用重力捶擊2～3下。一般一兩次可癒，如未癒，1週後再重複捶擊壓痛點。

3. 先搓腳心100次，使腳心發熱，然後五指併攏，對準腳心的湧泉穴敲打100次，最後握拳捶打腳跟100下。每天2次，堅持不懈，足跟痛定會消失。

體育療法

1. 脫鞋，光腳在水泥地上跺腳根，每次剁50～100下，每天3～5次，堅持跺腳直至痊癒。

2. 蹲下，後腳跟提起，讓臀部與腳後跟接觸，並用手扶住床沿或椅子。每次下蹲持續5分鐘後再站起，每天1～2次，一般需堅持1～2週。

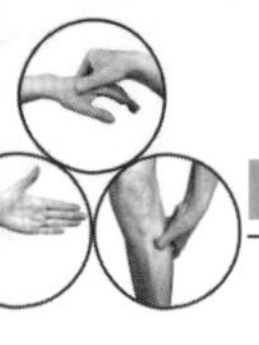

足浴療法

1. 食醋適量（一般需要1000毫升以上，能蓋住腳背就行），每天浸泡患腳1小時左右，冷卻後再加熱，連用半月，可望減輕，連用1個月，可癒。

2. 茄子稈根（入泥部分根莖連地面以上3公分）250～500克，斬碎，生薑100～150克，切片，同煎沸20分鐘左右，去渣，倒入盆內，待適溫時浸洗患腳20～30分鐘。每天2～3次，連用4～5天。

下肢靜脈曲張

下肢靜脈曲張表現為下肢靜脈明顯擴張、隆起和屈曲成團，常感下肢沉重、容易疲倦，小腿脹痛，走路稍多即覺脹痛更甚，不能久站，踝部和足背常有浮腫現象出現。

長時間負重、站立工作者易患本症，好發於男性。

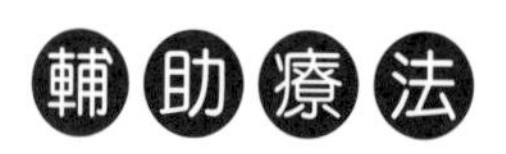

1. 坐位，伸直患側下肢，膝部墊一枕頭，雙手掌合抱，分別放在外踝和內踝處，雙手一外一內合抱下肢，由下而上，從小腿到大腿來回推摩2～3分鐘。

2. 抬起腳跟，使腳後跟離地面1公分，然後用力著地。如此反覆30次後，休息5～10秒鐘，反覆做1～2分鐘，每天做3～5遍。抬起腳跟的高度不宜超過1公分，否則容易引起腳掌的疲勞。

3. 用拇指指端按壓委中、陽陵泉、陰陵泉、三陰交、懸鐘、血海諸穴，以局部出現酸脹為度。

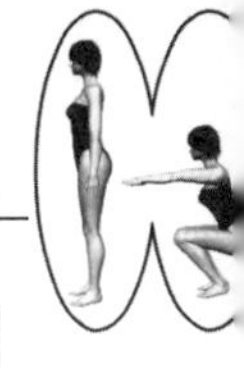

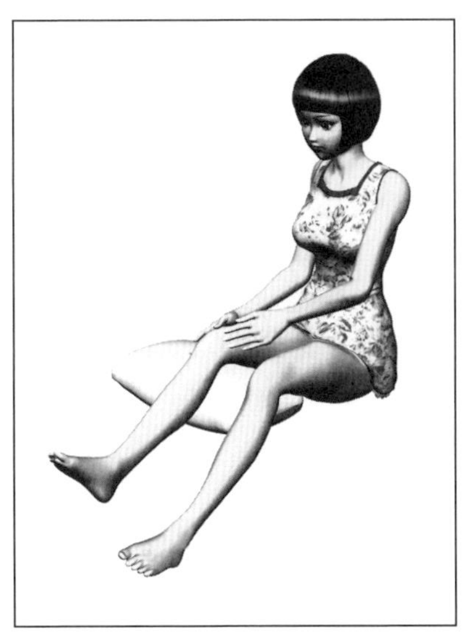

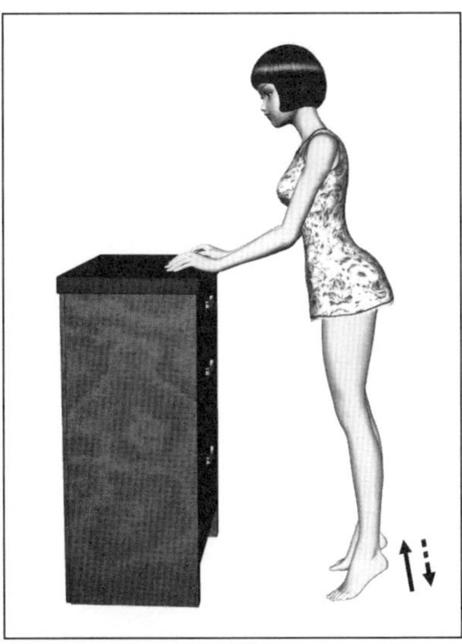

下肢靜脈曲張輔助療法

312經絡鍛鍊防治下肢靜脈曲張法

1. 做兩條腿下蹲運動，每天2次，每次50下。

2. 按摩內關、合谷、足三里穴，可以疏通經絡，條暢氣血。每天2次，每次10分鐘。

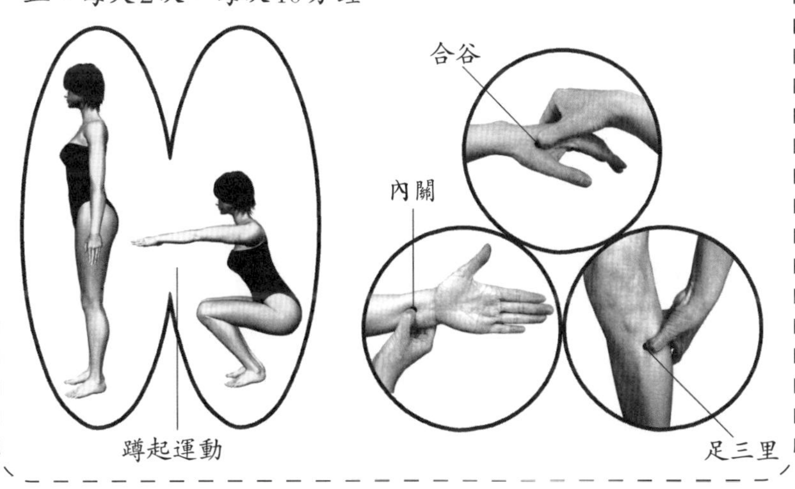

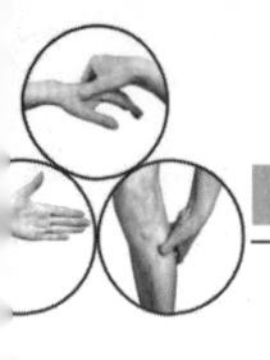

體育療法

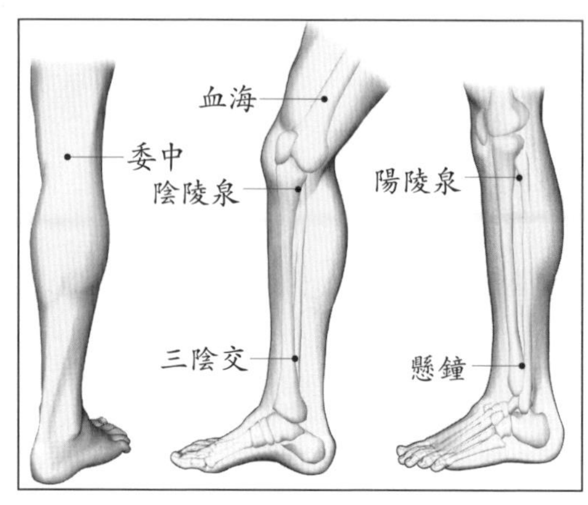

下肢靜脈曲張取穴

1. 室內有暖氣管道者，每天早晨起床後，在暖氣管道上做個圈套，將患側下肢放在裡面掛起來，使下肢的血液倒流，同時用手掌用力按摩患側小腿，每次100下左右即可。

2. 坐椅子上，瓶子放在膝蓋內側，雙腳輪流提起並放下，共做30次。

痛風

痛風與尿酸代謝異常有關。患者的血尿酸增高，尿酸鹽沉積於關節，關節周圍組織和皮下組織，引起關節炎反覆發作。多在晚間突然發作，關節劇痛、紅腫、灼熱、壓痛，受累關節以拇指之蹠趾關節最多，其次為足背、足跟與足踝等關節。

酗酒、暴飲暴食、著涼、過勞、精神緊張、外傷、手術刺激等均可誘發。

食物療法

1. 薏苡仁50克，紅棗5枚，水煮，一起吃完。也可加粳米50克，熬粥喝。

2. 玉米鬚、根、葉共100克，水煎，代茶常飲。

3. 烏梅15～20克，加水濃煎，取汁，加入粳米100克，熬

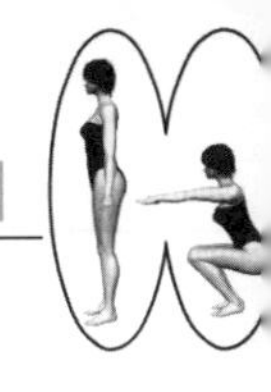

粥，粥成，加冰糖適量後喝。

312經絡鍛鍊防治痛風法

1. 做兩條腿下蹲運動，每天2次，每次50下。

2. 按摩內關、合谷、足三里穴，可以疏通經絡，調節氣血。每天2次，每次10分鐘。

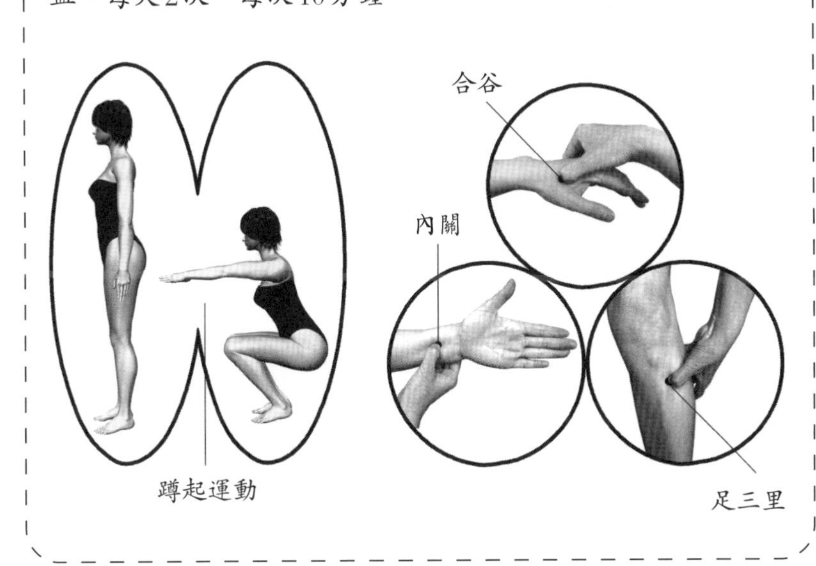

骨質疏鬆症

骨質疏鬆症是骨質已經發生了變化，變化的結果導致骨骼脆性增加和容易發生骨折。

骨質疏鬆症還會給人們帶來種種困擾。最常見的是腰背酸疼，其次為肩背、頸部或腕踝部的酸痛，時好時壞，纏綿不癒。還會造成脊柱變形，造成躬腰、駝背、身材變矮。

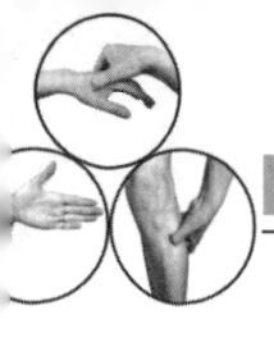

312經絡鍛鍊防治骨質疏鬆法

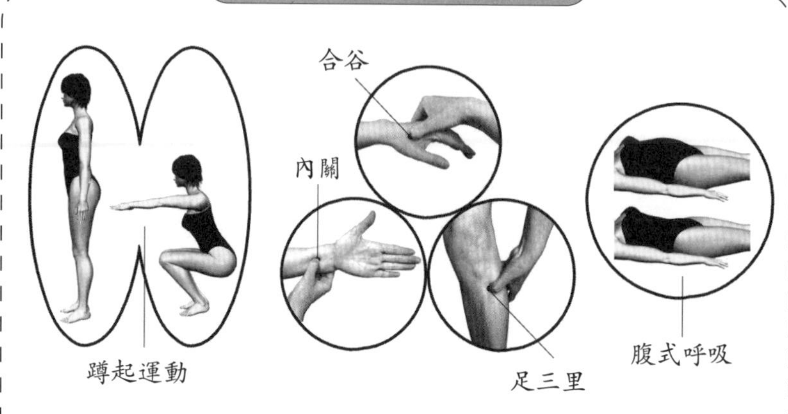

1. 做兩條腿下蹲運動，每天2次，每次50下。

2. 按摩內關、合谷、足三里穴，可以疏通經絡，調節氣血。每天2次，每次10分鐘。

3. 每天堅持做腹式呼吸5分鐘。

4. 仰臥，雙手疊按在肚臍上，順時針方向按摩50～100次，按壓天樞、中脘穴2～3分鐘。

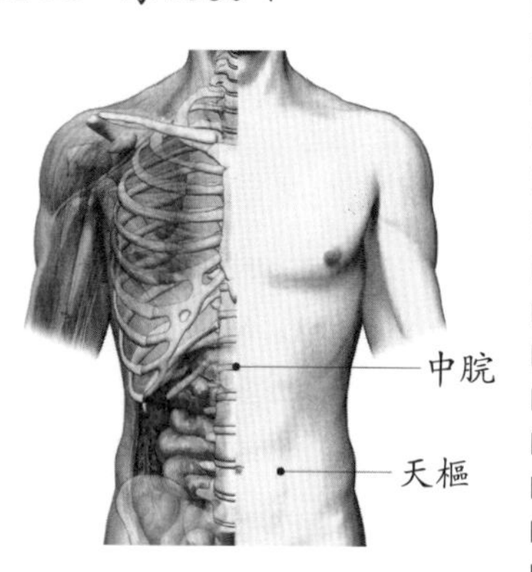

中脘、天樞穴

運動療法

1. **跳繩：**跳繩運動可以促進全身血液循環，由於地面對腳跟形成的衝擊力，可激發骨質的形成。每天跳50下，堅持數月。

2. **倒走：**每天倒走20～30分鐘，要注意安全。

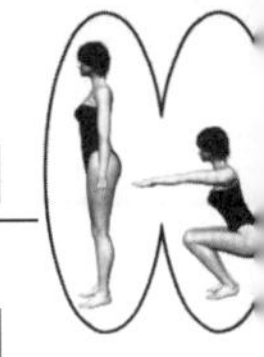

食物療法

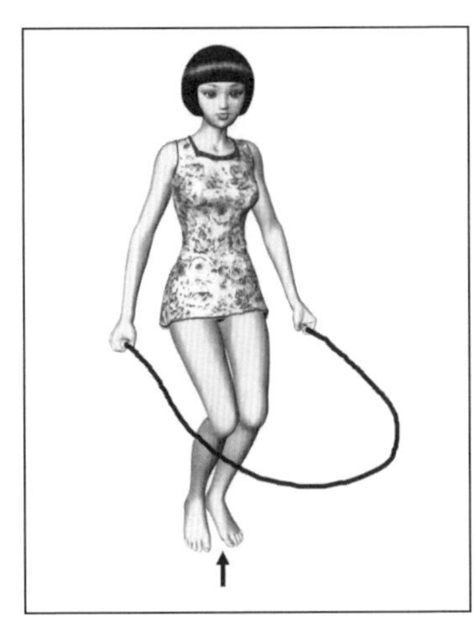

跳繩

1. 豬骨黑豆湯：豬骨300克，黑豆30克，洗淨，同放鍋內，加適量清水，煮沸後改文火煲2～3小時，調味後食用。

2.鯽魚紅豆湯：活鯽魚1條，紅豆30克。將鯽魚去鱗、鰓及內臟，加蔥、薑、料酒、鹽等調料，稍醃片刻，與紅豆同入鍋內，加水煮爛，分次食用。

3. 四仁粥：山核桃、紅棗、蓮子、薏苡仁各適量，水煎取汁，加粳米、冰糖熬粥喝，每天1～2次。

4. 各種含鈣多的食物：蘋果、梨、葡萄、豆腐、豆漿、杏仁、瓜子、紫菜、海帶等富含鈣質，應經常吃。

腰腿疼痛

引起腰腿疼痛最常見的原因是由於感受寒濕，或平素肝腎虧虛。伴有腰膝酸軟、關節屈伸不利、皮膚麻木不仁等症狀。

體育療法

1. 面對牆站立，雙手撐牆，雙下肢前後分開。雙上肢屈肘，前腿屈膝，足跟著地，伸展腰部及後足跟腱，保持5秒鐘，還原。換另一腿進行。左右交替各做16次。

2. 坐位，雙臂緊抱單膝於腋下，另一腿踏地，保持5秒鐘，還原。換另一腿進行。左右交替各做16次。

3. 站立，雙臂垂於體側，雙足分開，全足踏地。緩緩屈膝下蹲，做原地踏步8次，還原，反覆下蹲踏步做4遍。

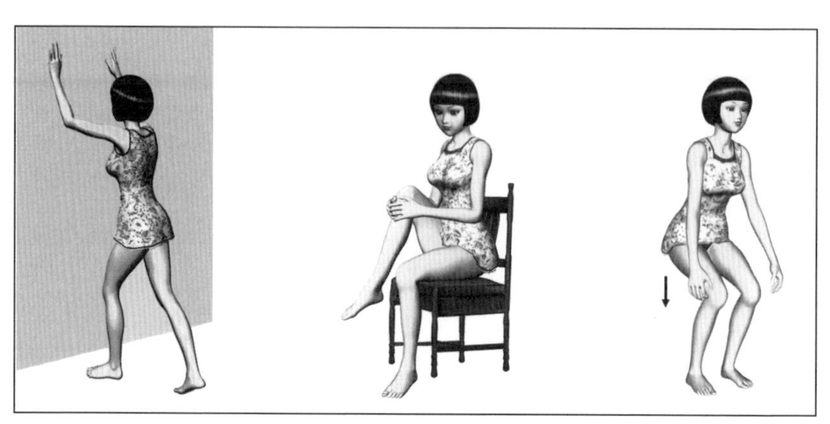

腰腿疼痛體育療法

312經絡鍛鍊防治腰腿疼痛法

1. 做兩條腿下蹲運動，每天2次，每次50下。

2. 按摩內關、合谷、足三里穴，可以疏通經絡，條暢氣血。每天2次，每次10分鐘。

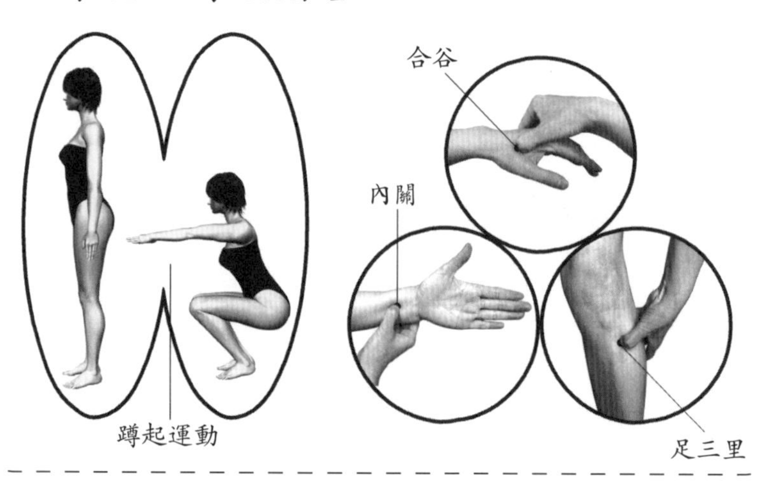

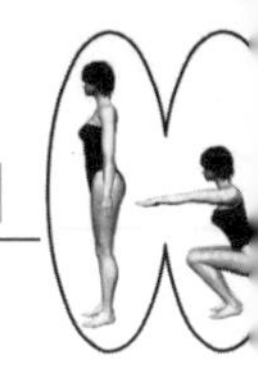

慢性腰肌勞損

慢性腰肌勞損是指腰部肌肉、韌帶等軟組織的慢性損傷，在臨床上較為多見。主要症狀為腰部一側或兩側疼痛，與長期處於某一種狀態下工作以及中醫所說的「腎虧」有關。

312經絡鍛鍊防治腰肌勞損法

1. 做兩條腿下蹲運動，每天2次，每次50下。

2. 按摩內關、合谷、足三里穴，可以疏通經絡，條暢氣血。每天2次，每次10分鐘。

3. 每天堅持做腹式呼吸5分鐘。

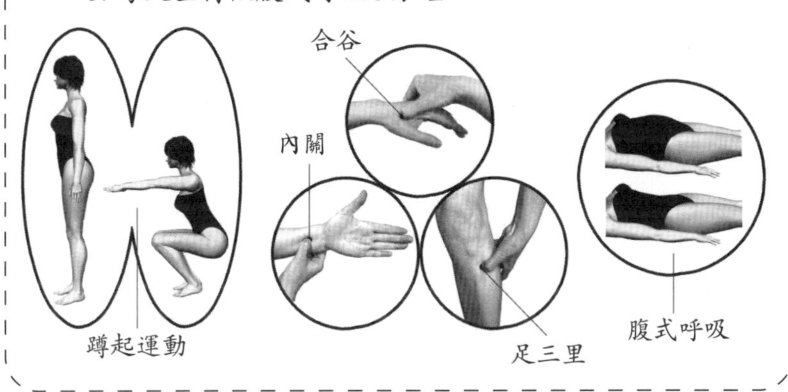

輔助按摩

1. 兩手緊貼後腰，上下交換按摩或自上而下進行按摩。兩手輕握拳，沿脊柱兩側自腰開始自上而下地輕輕叩擊，直到尾骶部，反覆多次。

2. 兩腳分開，站立，兩上肢向前平伸或自然平垂，頸部和

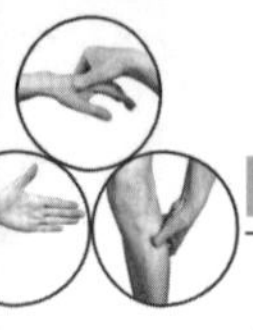

軀幹保持中立位，雙下肢不動，先將上身向左旋轉到最大限度，再向右轉，各3～5次。

手麻、手顫

312經絡鍛鍊防治手麻、手顫法

1. 按摩內關、合谷穴，可以疏通經絡，條暢氣血。每天2次，每次10分鐘。

2. 做兩條腿下蹲運動，每天2次，每次50下。

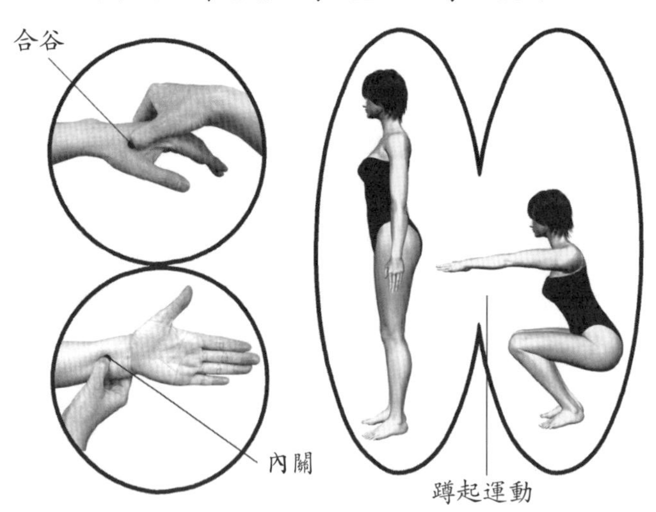

輔助按摩

1. 手麻時用拇指指端點壓外關穴50下，使局部有酸、脹、麻的感覺後，左右手交替進行。也可用拇指點揉上廉穴3分鐘，使酸、脹、痛感蔓延整個手臂。此外，每天堅持用熱水泡

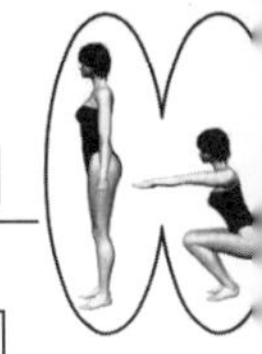

手半個小時，1週後會有明顯效果。

2. 手顫時用左手拇指、食指在右手內勞宮、外勞宮穴，內關、外關穴相對按摩各100下。然後用右手拇指、食指按上法按摩左手穴位。按時有酸脹感為好，堅持經常按摩會有療效。

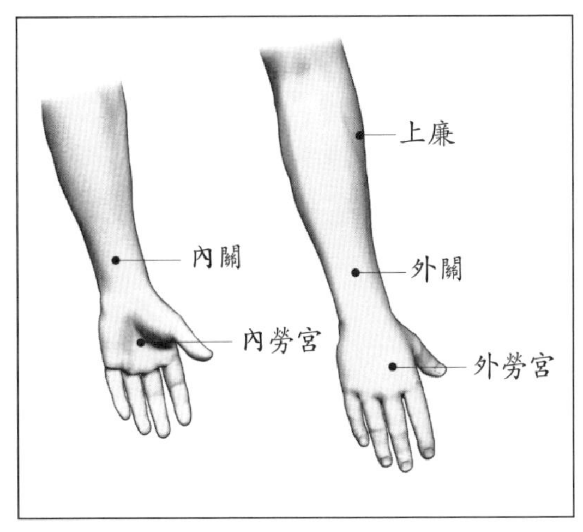

下肢麻木

下肢麻木多是由於久站後，下肢血液回流不暢，導致下肢酸脹、麻木而乏力。多在中、老年人中發生。

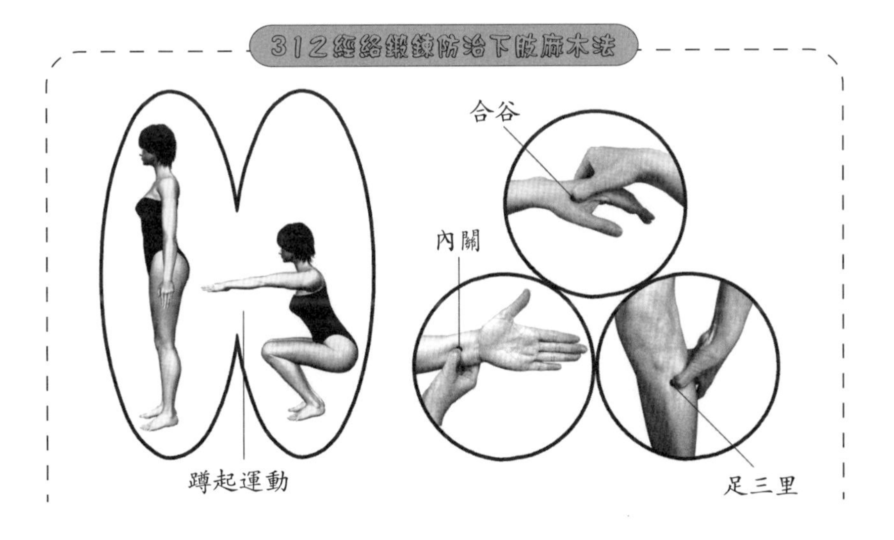

1. 按摩足三里穴，可以疏通經絡，條暢氣血。每天2次，每次10分鐘。

2. 做兩條腿下蹲運動，每天2次，每次50下。

3.用熱水浸泡雙腳20分鐘後，用手往返按摩小腿皮膚，點按委中、承山、解谿穴。

食物療法

1. 黑大豆250克，鍋內炒至爆裂、色退時，浸泡在500毫升陳黃酒中，密封，1週後可飲。每天2次。

2. 桃仁15克，黑木耳50克，泡發，共搗爛，加蜂蜜、酒各50毫升，蒸熟，每天食用。

3. 蔥60克，生薑15克，花椒3克，水煎服，每天2次。

老寒腿

反覆發作、久治不癒的腿部酸麻脹痛及沉重感，寒冬季節症狀加重，被稱為「老寒腿」。風濕性關節炎、類風濕性關節炎、骨關節炎等病症都會有如此表現。

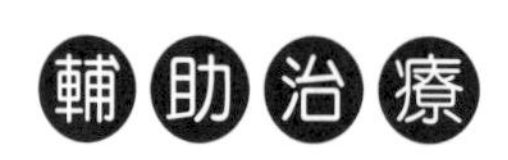

1. 用手扶牆或桌子，分別單足站立10秒鐘，左右交替20次。再用腳跟踢自己的臀部各20次。

2. 端坐，伸直雙腿，雙手由大腿根部擠壓至足踝根部，再反方向擠壓回到大腿根，反覆數十次，點按血海、膝眼、陰陵泉、陽陵泉穴。

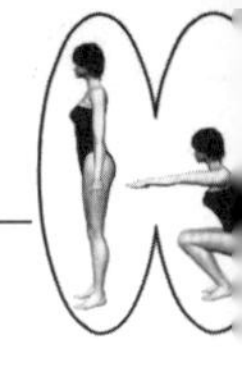

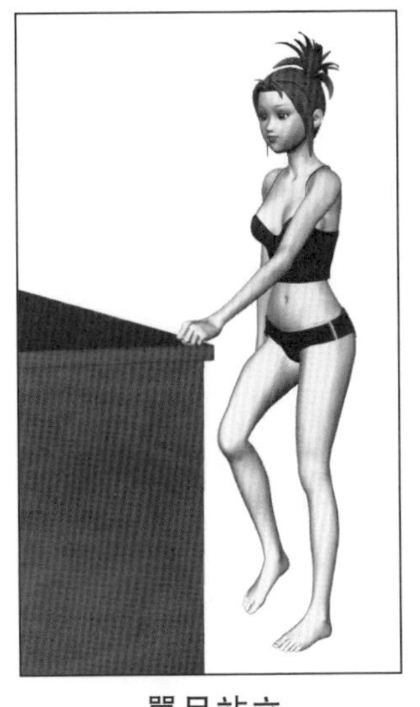

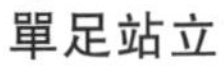

單足站立

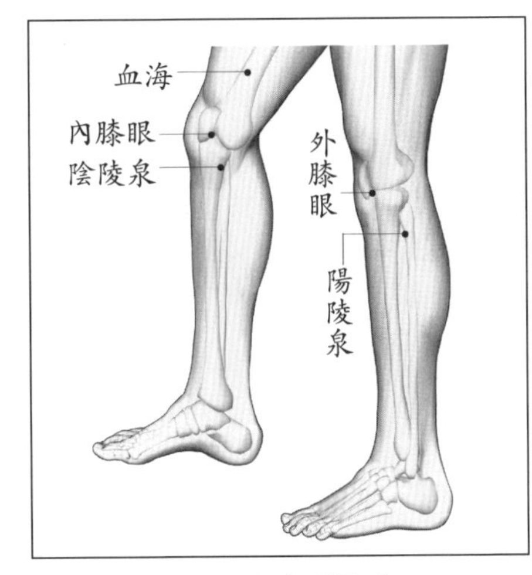

老寒腿取穴

312經絡鍛鍊防治老寒腿法

1. 按摩足三里穴，可以疏通經絡，條暢氣血。每天2次，每次10分鐘。

2. 做兩條腿下蹲運動，每天2次，每次50下。

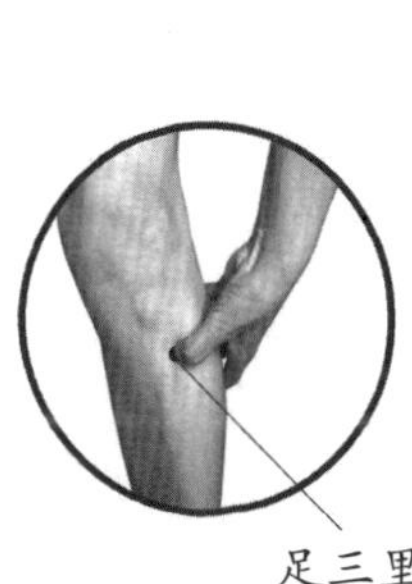

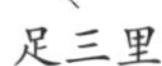

足三里

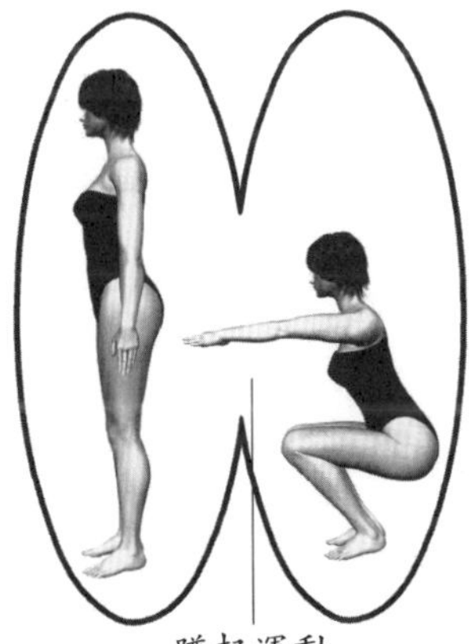

蹲起運動

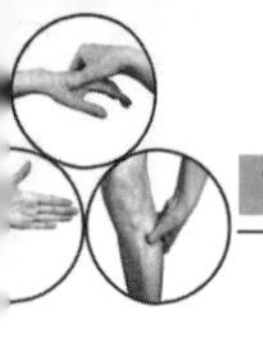

腰背痛

導致背痛的原因有多種，由於外傷所致的脊柱周圍的肌肉和韌帶緊張可以造成背痛。肥胖引起的背部疼痛也是由於脊柱及椎間盤承受的壓力過大所致。

背部疼痛較為常見，大部分人都有背部疼痛的經歷，一般幾天或若干時間都會自行緩解。但又常因為各種原因，背痛常反覆發作。

312經絡鍛鍊緩解腰背痛法

1. 做兩條腿下蹲運動，每天2次，每次50下。

2. 按摩內關、合谷、足三里穴，可以疏通經絡，條暢氣血。每天2次，每次10分鐘。

3. 每天堅持做腹式呼吸5分鐘。

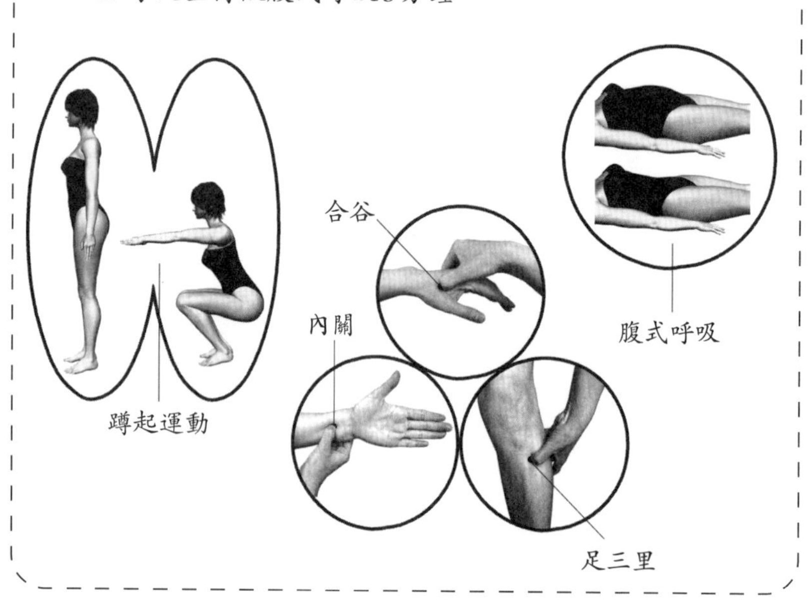

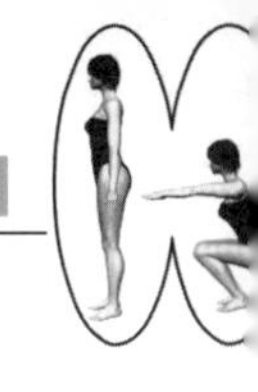

運動療法

1. 仰臥，雙手抱住一條腿，並將膝蓋往胸部方向靠近，頭往膝蓋靠近，停5秒；換另一側，重複5～8次。

2. 仰臥，雙手抱住雙腿，將膝蓋往胸部方向靠近，頭往膝蓋靠近，停5秒，重複5～8次。

3. 盤腿坐，身體前傾，上臂向前伸展，感覺拉到背部的肌肉時，停5秒。回復坐姿前，可先將手放在膝蓋上，撐起身體，重複5次。

4. 坐位，兩腿彎曲抱在胸前，下巴貼向胸部，再緩慢向後仰，前後滾動、放鬆，重複5次。

5. 雙膝跪在地板上，兩手在胸前撐起，下巴向胸部收緊，使背部拱起，停5秒，放鬆，重複5～8次。

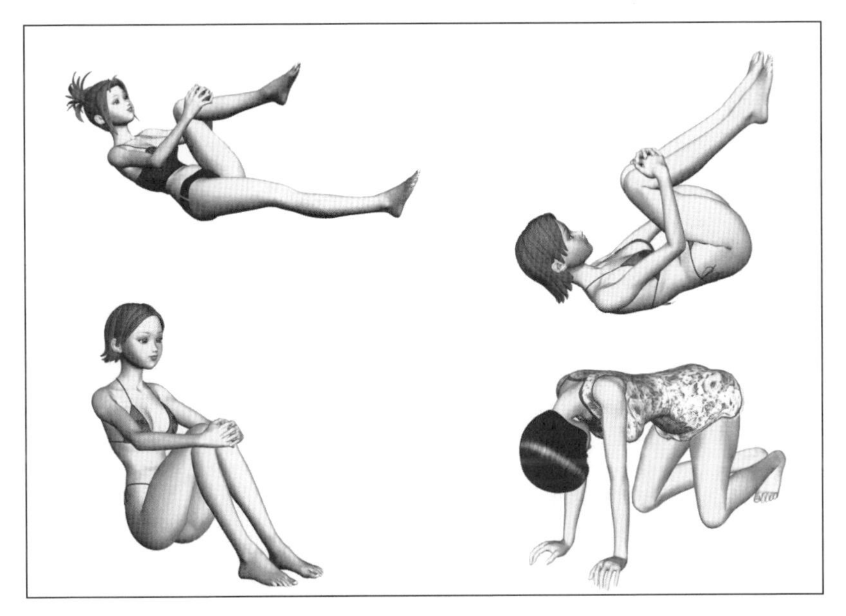

腰背痛運動療法

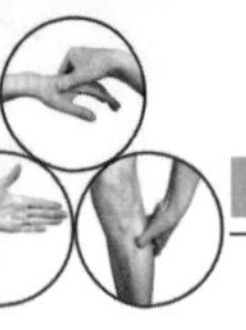

6. 仰臥，使背部平貼在床面上，兩腿靠攏，將膝蓋轉向右側，停5秒；再將膝蓋轉向左側，放鬆，重複5～8次。

肥胖症

人體脂肪積聚過多，體重超過標準體重的20%以上時即為肥胖症。標準體重（公斤）＝〔身高（公分）–100〕×0.9

312經絡鍛鍊防治肥胖法

1. 做兩條腿下蹲運動，每次50下，最好做到全身出汗。

2. 做腹式呼吸，每天2次，每次5分鐘。

3. 按摩合谷、內關、足三里穴，每天2次，每次每穴120下。

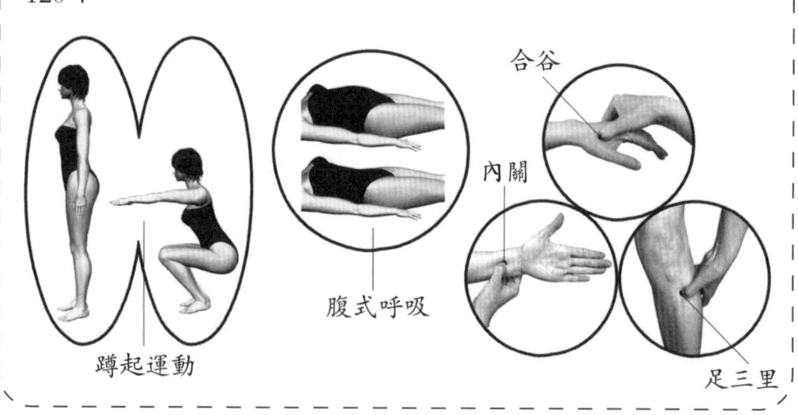

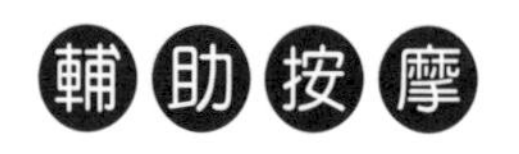

1. 患者仰臥位，操作者掌揉其腹部5～8分鐘，並用手指點按中脘穴50～100次。再以手掌按揉腹部，以肚臍為重點，順

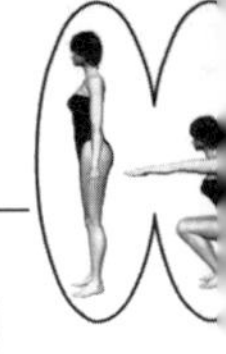

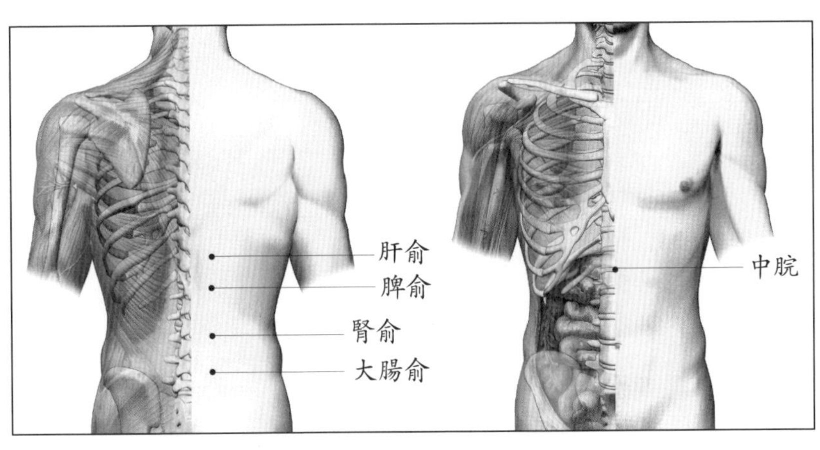

肥胖症取穴

時針方向按揉50～100次。

2. 患者俯臥位，操作者按揉其背部8分鐘，並重點按揉脾俞、肝俞、大腸俞、腎俞穴。

3. 患者仰臥位，操作者按揉其四肢，再按揉臀部，手法宜重，約10分鐘。

肥胖症日常鍛鍊

1. 適當控制飲食，少食脂肪及糖類食品。

2. 爬樓梯：每天上下樓梯3～4次，每次連續20分鐘。

3. 散步：飯後散步45分鐘左右，以每小時4.8公里的速度行走，熱量消耗很快。若在飯後2～3小時再步行1次，效果更佳。

4. 跳繩：隨時隨地可進行，不斷地增加運動量。

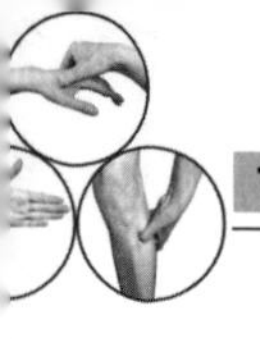

糖尿病

糖尿病是一種常見的代謝內分泌疾病，表現為多飲、多食、多尿、消瘦，尿糖及血糖增高。病久者常伴發心血管、腎、眼、神經系統等病變，嚴重時可發生酮症酸中毒，失水、昏迷，甚至威脅生命。屬中醫「消渴」範疇。典型症狀可出現「三多一少」，即多食、多飲、多尿和消瘦。但中年以上肥胖的輕型患者，三多症狀往往不明顯，易被忽視。

世界衛生組織糖尿病診斷標準（靜脈血漿眞糖）符合下述條件之一者即可診斷：

1. 有糖尿病症狀，一日中任何時候取血檢查，其血糖≥11.1毫摩爾／升，或空腹血糖≥7.8毫摩爾/升。

2. 有或沒有糖尿病症狀者，空腹血糖不止一次≥7.8毫摩爾／升。

3. 有糖尿病症狀，而血糖未達上述診斷標準，於過夜空腹後，口服葡萄糖75克後2小時，血糖≥11.1毫摩爾／升。

4. 無糖尿病症狀，口服葡萄糖耐量試驗2小時血糖≥11.1毫摩爾／升，同時1小時也要≥11.1毫摩爾／升或重複一次耐糖試驗2小時血糖也≥11.1毫摩爾／升，或空腹≥7.8毫摩爾／升。

輔助按摩

1. 用中指指腹按於中脘、氣海、關元穴上，用食指壓在中指指節上做順時針方向按揉各100次。

2. 手握拳，用食指掌指關節突起部按揉胰俞、肝俞、膽俞各30次。

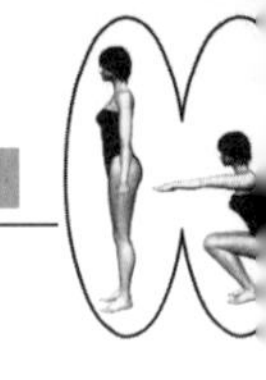

3. 用拇指指腹按揉三陰交穴，左右各100次。

4. 用手掌橫擦湧泉穴，左右交替，各100次。

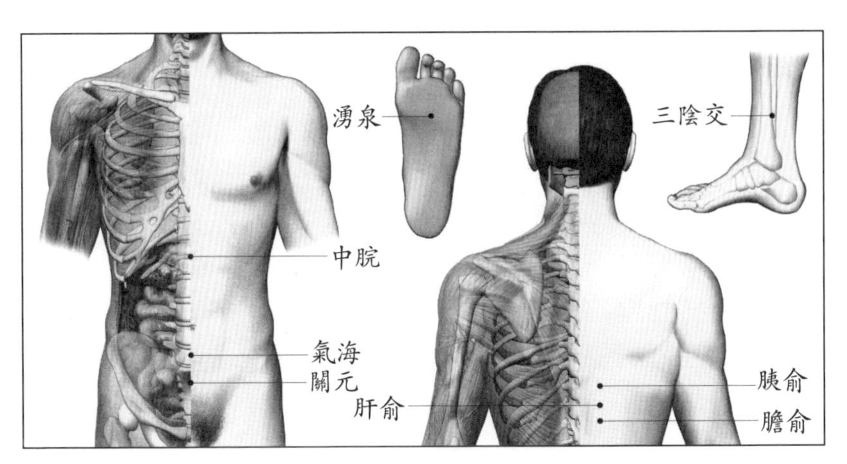

糖尿病取穴

312經絡鍛鍊防治糖尿病法

1. 做腹式呼吸，每天2次，每次5分鐘。

2. 做兩條腿下蹲運動，每次30下。

3. 按摩合谷、內關、足三里穴，每天1次，每次每穴60下。

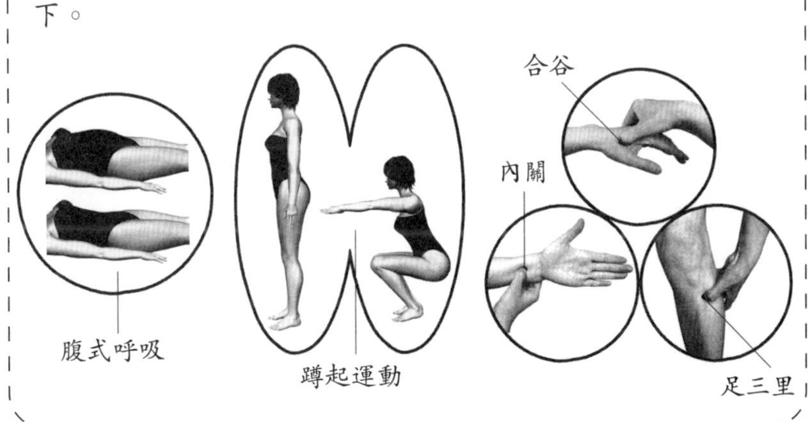

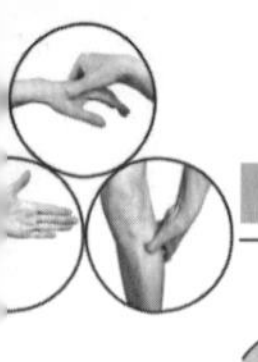

糖尿病自我防護

1. 糖尿病是一種慢性病，治療時間長，因此病人要掌握一定基本知識，樹立信心，堅持長期進行312經絡鍛鍊法。

2. 成年人發生糖尿病的主要因素是肥胖，中度肥胖的人糖尿病發生率比瘦人增加4倍，而極度肥胖者則增加30倍。所以預防糖尿病首要的是預防肥胖，可以由飲食療法、運動療法等來控制體重，預防糖尿病。

3. 平時應注意控制飲食，忌暴飲暴食，忌高糖、油膩、辛辣之品。適當減少碳水化合物進食量，增加蛋白質進量。

4. 保持良好的情緒，是預防糖尿病的措施之一。精神緊張、焦急憂慮、發怒、恐懼等，均可誘發糖尿病或使病情加重。所以應忌情緒波動，反覆無常。

5. 患者可進行適當的體力勞動和體育鍛鍊。

6. 堅持良好的衛生習慣，注意皮膚清潔。

甲狀腺功能亢進

甲狀腺功能亢進簡稱「甲亢」，是由於多種因素引起的甲狀腺激素分泌過多所致的一種常見內分泌疾病。主要表現為頸部甲狀腺呈彌漫性腫大、多食易饑、形體消瘦、怕熱、心悸、多汗、全身倦怠乏力，常伴有低熱、體重明顯減輕、多語、情緒激動、煩躁、失眠、面部潮紅、震顫、手心熱、眼球突出

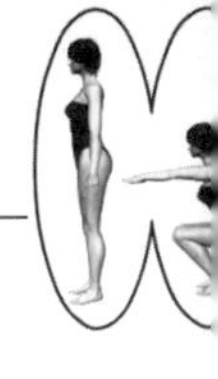

（大多數雙側或一側較為明顯，但並非都有突眼）。活動後氣促、心前區鈍痛，女性可有月經紊亂。

312經絡鍛鍊防治甲狀腺功能亢進法

1. 做兩條腿下蹲運動，每次50下，要做到全身出汗。

2. 做腹式呼吸，每天2次，每次5分鐘。

3. 按摩合谷、內關、足三里穴，每天2次，每次每穴120下。

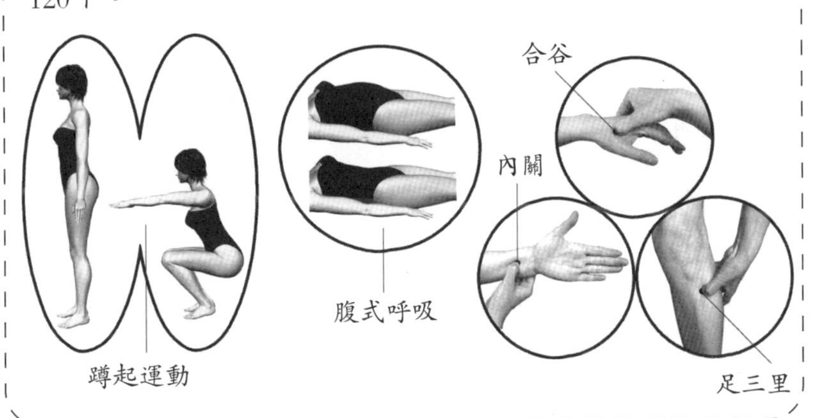

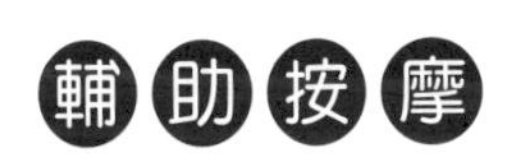

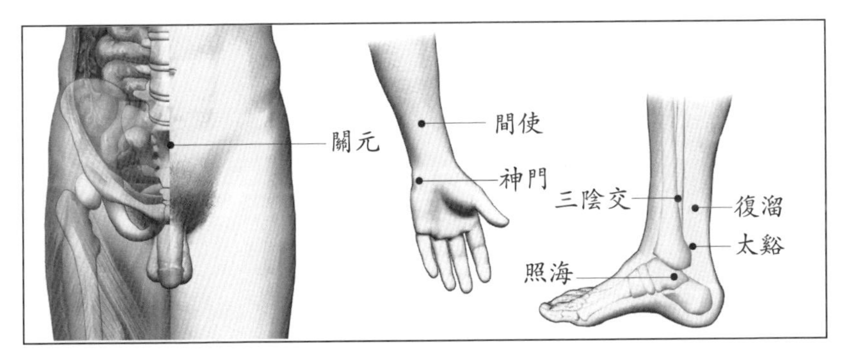

甲狀腺功能亢進取穴

1. 用拇指指端按壓三陰交、照海、太谿、復溜、間使、神門諸穴各1分鐘，再用指腹順時針方向按摩各36次，每天2次。

2. 拇指指腹按壓關元穴，以下腹部產生酸脹感為度。

前列腺增生症

前列腺增生又稱為「前列腺肥大症」，是最常見的男性老年性疾病。發病率隨著老人壽命的增長而逐年增加。表現為排尿次數逐漸增加，尤其是夜間排尿次數更多。

一般從夜間1～2次逐步增加到5～6次甚至更多。逐步發展到排尿時不能及時排出，同時出現排尿無力、射程縮短、尿流變細等。如不及時治療，排尿將更加困難，膀胱內有大量積存的尿液，造成膀胱內壓力增高，尿液會自行慢慢排出尿道，醫學上稱為「充盈性尿失禁」，嚴重者會產生完全性的尿瀦留。

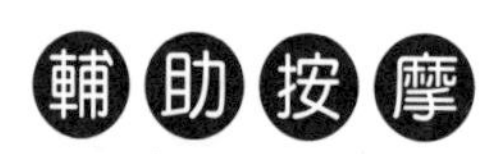

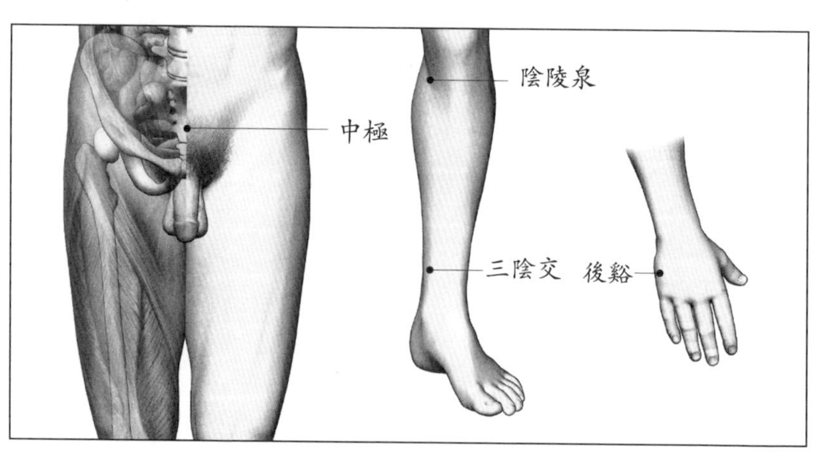

前列腺增生取穴

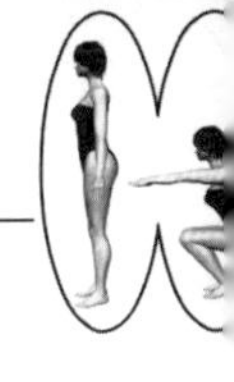

1. 用拇指按揉手背後谿穴1～2分鐘。再按摩會陰部60次。

2. 小便困難時，用右手捏左手小指指關節，再用左手捏右手小指指關節，反覆交替進行，可使小便通暢。

3. 按揉中極、陰陵泉、三陰交諸穴各60下。

4. 左手搓右足心，右手搓左足心各60～100次。

312經絡鍛鍊防治前列腺增生法

1. 做兩條腿下蹲鍛鍊，每天2次，每次50下。

2. 按摩合谷、內關、足三里穴，每天2次，每次每穴120下。

3. 做腹式呼吸，每天2次，每次5分鐘。

4. 仰臥，按揉下腹部30次。

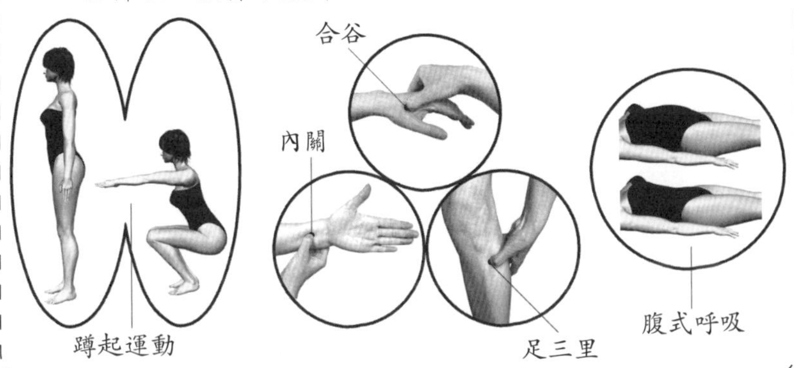

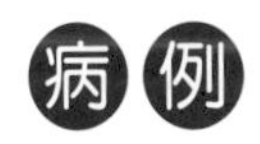

病例

劉某，男，50歲，幹部。

【病史】尿頻症已有5年，夜尿4～5次。

【主要症狀】尿頻。

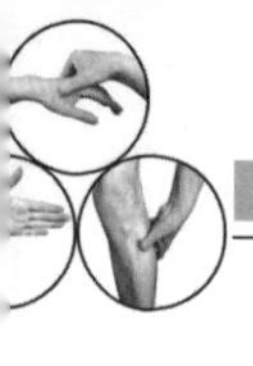

【治療史】未經治療。

【312經絡鍛鍊效果】2006年根據《312經絡鍛鍊法》小冊子的指點，認真進行312經絡鍛鍊1個月後，尿頻症狀明顯減輕，夜尿由原來的4～5次減少到1～2次。其他身體不適（早搏、頭痛等）也全部消失了。

小便失禁

小便失禁是許多疾病的一個症狀，主要表現為患者在清醒狀態下，不能控制小便，尿液自行流出。多見於老年人、婦女以及病後、產後體質虛弱者。

312經絡鍛鍊防治小便失禁法

1. 做兩條腿下蹲鍛鍊，每天2次，每次50下。

2. 按摩合谷、內關、足三里穴，每天2次，每次每穴120下。

3. 做腹式呼吸，每天2次，每次5分鐘。

4. 仰臥，按揉下腹部30次。

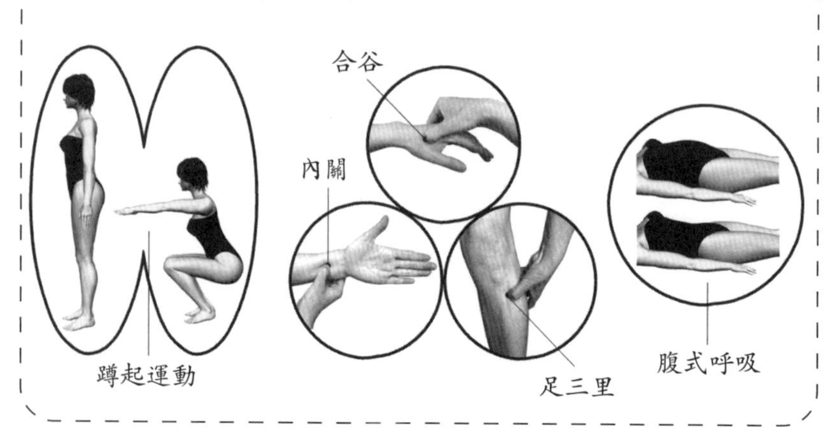

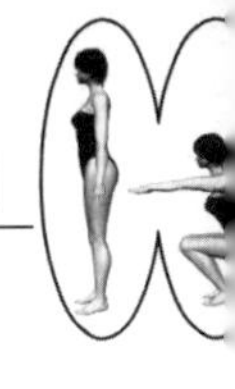

輔助按摩

按揉關元、氣海二穴，掐捏三陰交、太谿二穴，按揉腎俞、氣海俞、膀胱俞穴。每天2次，每次30分鐘，5天為1療程。

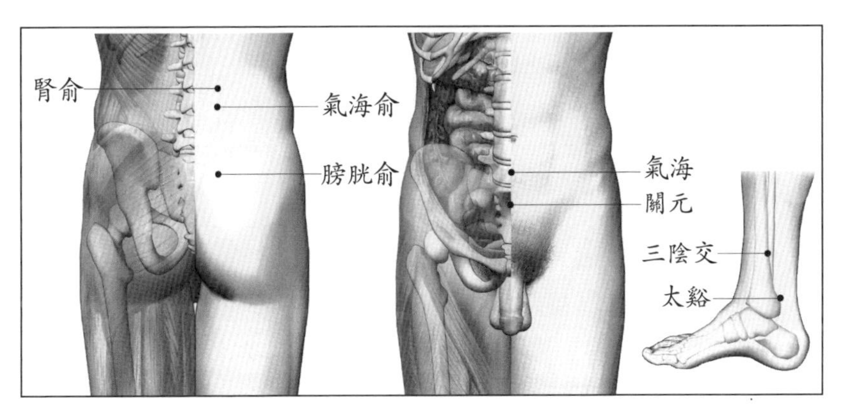

小便失禁取穴

慢性腎小球腎炎

急性腎小球腎炎未徹底痊癒，蛋白尿、血尿、管型尿、水腫、高血壓等症狀未能完全消失，病程超過一年者，稱為「慢性腎小球腎炎」，病程長者可達數十年之久。本病後期，大多數患者有浮腫、貧血、高血壓和腎功能不全。

拔罐療法

拔腰陽關、胃倉、志室、京門、大横、天樞、氣海、足三里、三陰交諸穴。留罐10～15分鐘，每天1次，10次為1療程。休息3天後再灸。

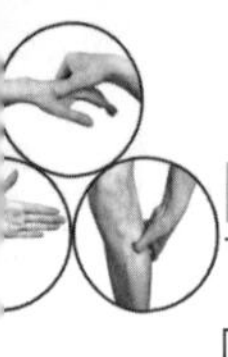

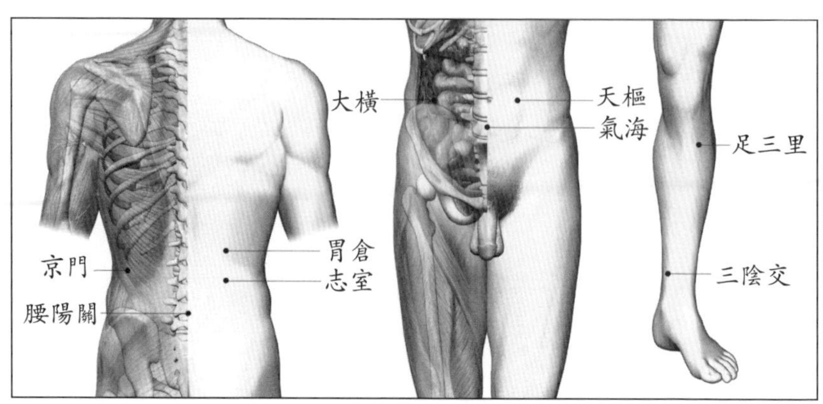

慢性腎小球腎炎取穴

312經絡鍛鍊防治慢性腎小球腎炎法

1. 做兩條腿下蹲鍛鍊，每天2次，每次50下。

2. 按摩合谷、內關、足三里穴，每天2次，每次每穴120下。

3. 做腹式呼吸，每天2次，每次5分鐘。

4. 仰臥，按揉下腹部30次。

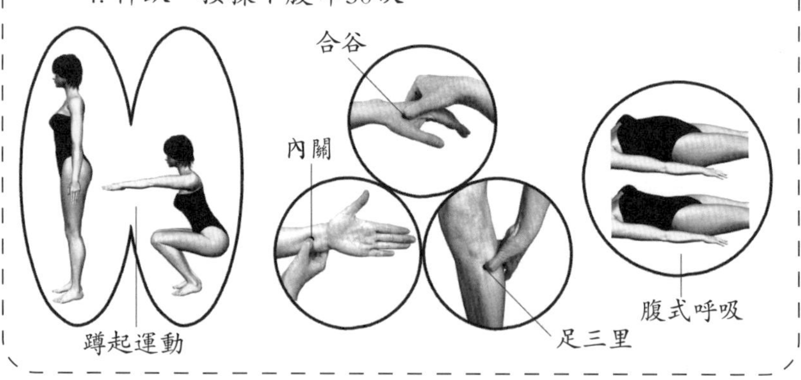

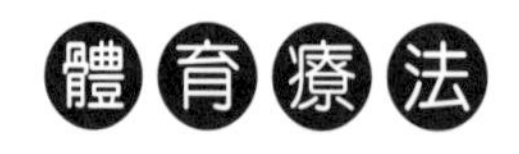

體育療法

1. 左手通過頭頂，牽拉右耳向上數十次，然後以右手通過

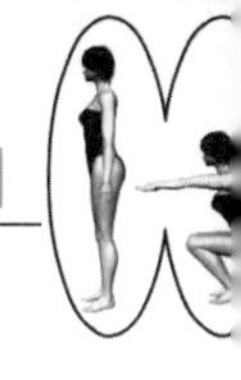

頭頂，牽拉左耳向上數十次。

2. 雙手將耳朵由後面向前推，這時會聽到「嚓嚓」的聲音。每次20下。

3. 將兩手掌掩兩耳竅，手指部分置於腦後，先用左手食指彈擊右手食指，左右各彈擊24次。

4. 雙手分別捏住左、右耳垂，輕輕按摩耳垂，以發紅、發熱為度。然後楸住耳垂往下拉，再放手讓耳垂彈回原狀。每次200下，每天2～3次。本法有活躍腎臟的作用。

陽　痿

性交時陰莖不能勃起，或雖能勃起，但硬度不夠，不能完成性交的，稱為「陽痿」。

陽痿的原因主要可分為器質性和精神性兩大類。大多數屬於精神性的。此類患者除了精神上進行有效的調節之外，下列方法有助於您「重振雄風」。

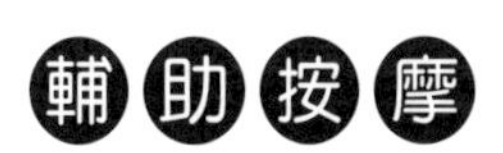

1. 用雙手手掌心拍打命門穴100次。

2. 用雙手掌心輕輕拍打關元穴100次。

3. 用左手手掌緊托陰莖部位，右手手背有節奏地輕輕拍打陰莖50～100次並稍作按摩。

4. 先用右腳尖直立1～2分鐘，休息片刻，再如法直立左腳，反覆進行多次。

5. 每天經常用腳尖走路，以刺激龜頭穴。

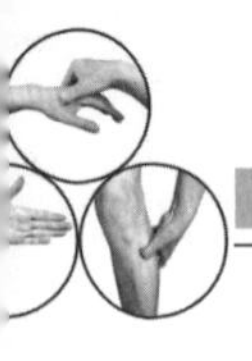

312經絡鍛鍊防治陽痿法

1. 做兩條腿下蹲鍛鍊，每天2次，每次50下。

2. 按摩合谷、內關、足三里穴，每天2次，每次每穴120下。

3. 做腹式呼吸，每天2次，每次5分鐘。

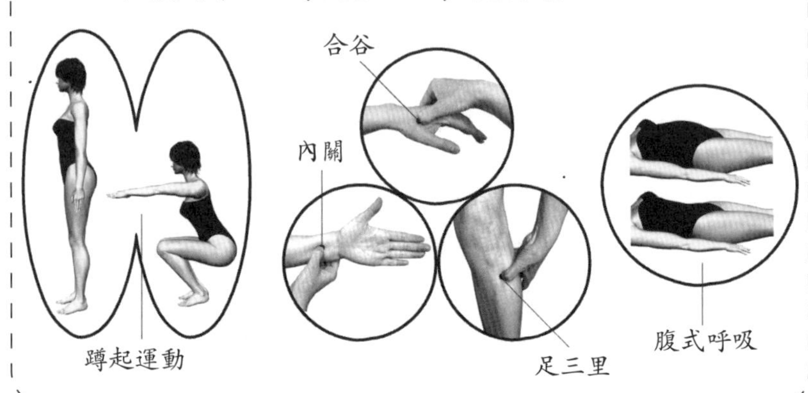

艾灸療法

1. 灸腎俞、命門、關元、中極、神門、三陰交諸穴。
2. 灸志室、合陽二穴，各灸5～8壯。

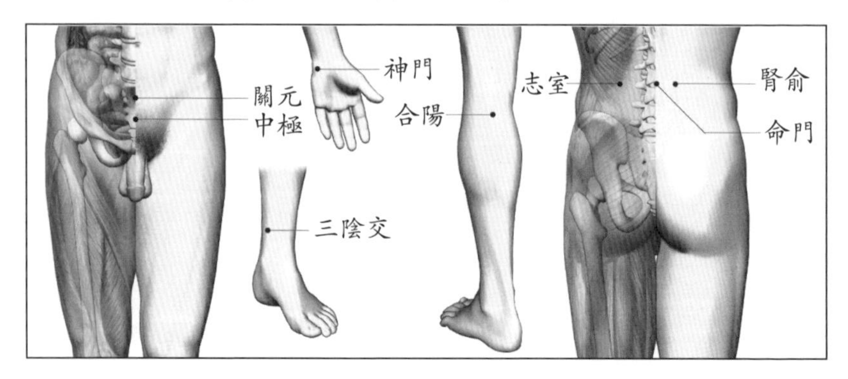

陽痿取穴

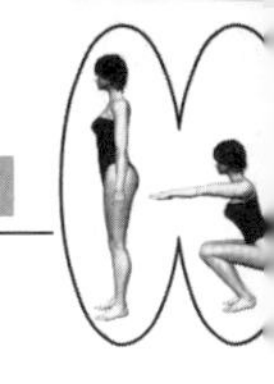

食物療法

1. 龍眼肉、蓮子肉各15克，紅棗5枚，粳米100克，熬粥，每天早、晚各喝1次。

2. 地膚子，曬乾，研末，每次5克，空腹時用酒送服。

3. 大蜂房一角，研細末，加等量山藥末，混合，每次1匙，每天3次。

4. 大蒜，去皮，燒炭，研細末，每次3個耳挖子的量，裝入膠囊，每天3次，飯前用溫水送服。連服1個月。

5. 鮮車前草60克，蓮心10克，蔥白1根，粳米100克，熬粥，每天喝1次，連喝1週。

6. 苦瓜子，炒熟，研末，每次10克，黃酒送服，每天3次。

7. 芝麻、紫河車、糯米各等量，烘乾，研末，加蜂蜜製成丸劑，每次15克，每天早、晚各服1次。

8. 菟絲子、枸杞子、韭菜子各15克，加水煮湯，分2次早、晚喝。

9. 核桃肉600克，搗爛，補骨脂300克，用酒拌，蒸熟，曬乾，研末，蜂蜜300克，攪匀，每次10克，每天2次。

水　腫

水腫是指水液代謝發生障礙，產生水液瀦留、氾濫肌膚而造成，引起頭面、眼瞼、四肢、腹背甚至全身浮腫。

常見疾病如：急慢性腎炎、充血性心力衰竭、肝硬化、內分泌失調、營養不良等，都可出現水腫。

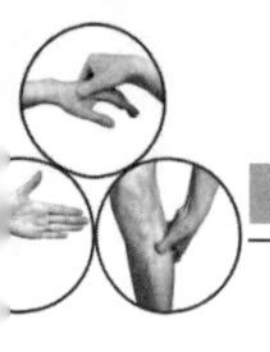

312經絡鍛鍊防治水腫法

1.做兩條腿下蹲鍛鍊，每天2次，每次50下。

2. 按摩合谷、內關、足三里穴，每天2次，每次每穴120下。

3. 做腹式呼吸，每天2次，每次5分鐘。

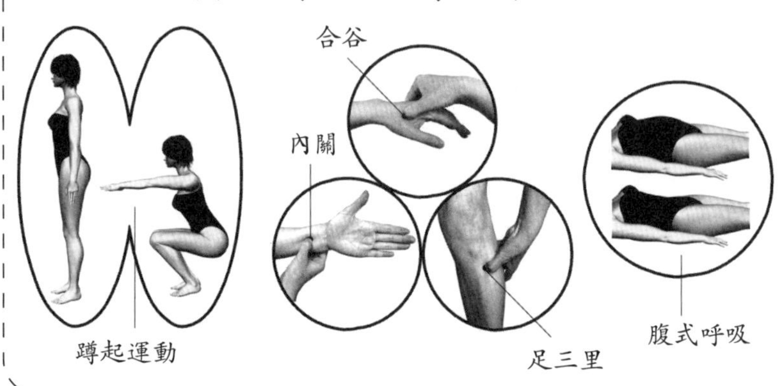

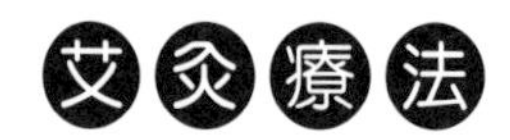

艾灸療法

1. 灸復溜、湧泉二穴各5～7壯。

2. 灸胃俞、腎俞、大腸俞、上脘、中脘、天樞、命門、關

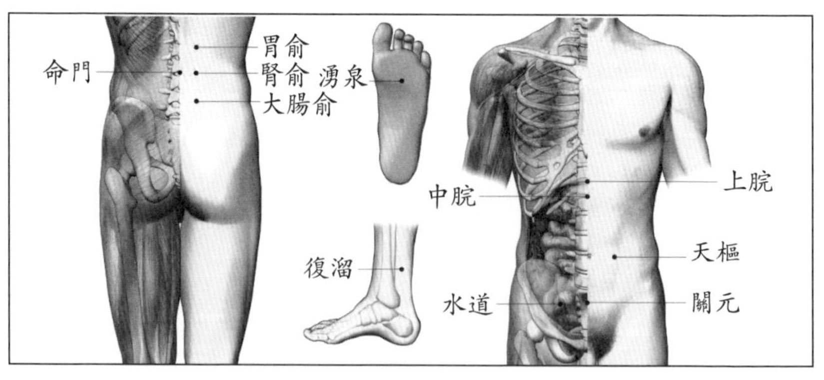

水腫取穴

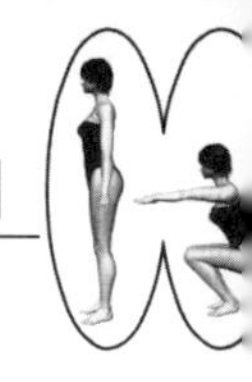

元、水道諸穴各5～7壯。

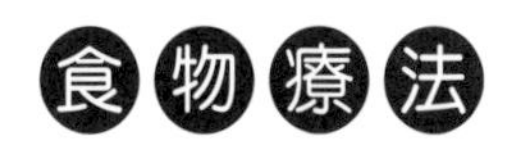

1. 黃豆250克（炒半熟），紅棗250克，大蒜200克，雞肫皮3個，冬瓜皮200克，水煎，分4次飲，每天2次。

2. 蠶豆殼30克，浸泡後剝去外殼，曬乾，炒焦，沸水沖泡，每天1次。

3. 鮮芥菜適量，水煎，去渣，取汁飲。

4. 鮮連皮冬瓜60克，粳米50克，熬粥喝，每天1～2次。

5. 冬瓜500克，去皮、子，車前草20克，水煎，取汁，食冬瓜、喝湯。每天1～2次。

6. 冬瓜皮30克，葫蘆殼50克，紅棗10枚，加水煎煮，每天1劑，早、晚分服。

7. 鮮柿葉300克，切碎，加水1000毫升，小火煎至黏稠，加白糖收膏。每次取15克沖飲，每天3次。適宜於濕熱內蘊型的水腫。

8. 鮮薑9克，切碎，紅棗6枚，桂枝6克，粳米90克，熬粥喝。適宜於脾陽不足所致的水腫。

9. 鮮白茅根500克，加水煎煮，去渣，每天喝6次。忌食牛肉。

老年性陰道炎

老年女性由於卵巢功能衰退，雌激素分泌減少，陰道壁萎縮、變薄、酸度降低，陰道因此而發炎。

主要症狀為陰道分泌物增多、色黃如膿水樣，常伴有腰酸、發熱、外陰瘙癢等症狀。

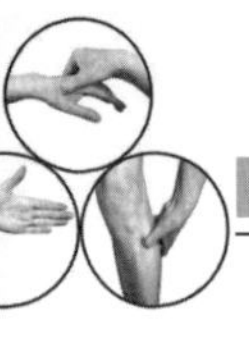

312經絡鍛鍊防治老年性陰道炎法

1. 做兩條腿下蹲鍛鍊，每天2次，每次50下。

2. 按摩合谷、內關、足三里穴，每天2次，每次每穴120下。

3. 做腹式呼吸，每天2次，每次5分鐘。

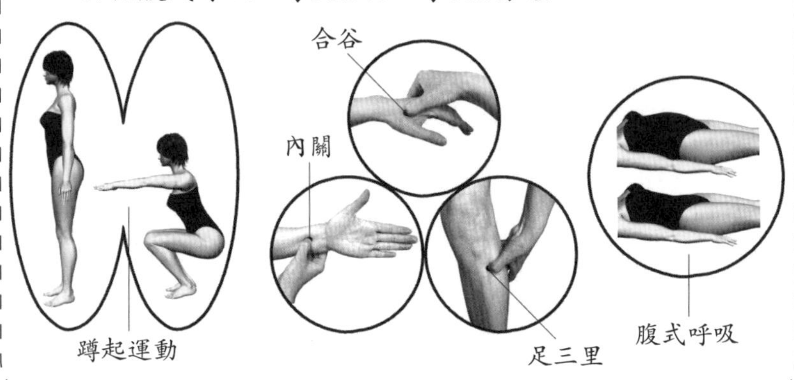

薰洗療法

1. 綠茶25克，苦參150克，明礬適量，研末，加水1500毫升，煮沸10分鐘，趁熱先薰後洗患處，每天1劑。

2. 鮮鳳仙花全株200克，洗淨，水煎，取汁，趁熱先薰後洗患處，每天1劑。15天為1療程。

3. 龍膽草25克，水煎，外洗，每天2次，10天為1療程。

更年期綜合徵

女性進入50～60歲之間，開始停經，相當數量的人會出現一系列以自主神經功能紊亂為主的症狀，稱為「更年期綜合徵」。主要表現為月經紊亂、潮熱、汗出、心煩意亂、失眠、

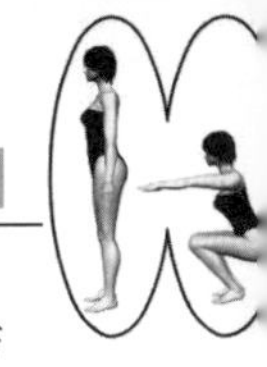

大便秘結、容易激動、腰酸背痛、頭暈耳鳴、性慾減退等症狀。

312經絡鍛鍊防治更年期綜合徵法

1. 做兩條腿下蹲鍛鍊，每天2次，每次50下。

2. 按摩合谷、內關、足三里穴，每天2次，每次每穴120下。

3. 做腹式呼吸，每天2次，每次5分鐘。

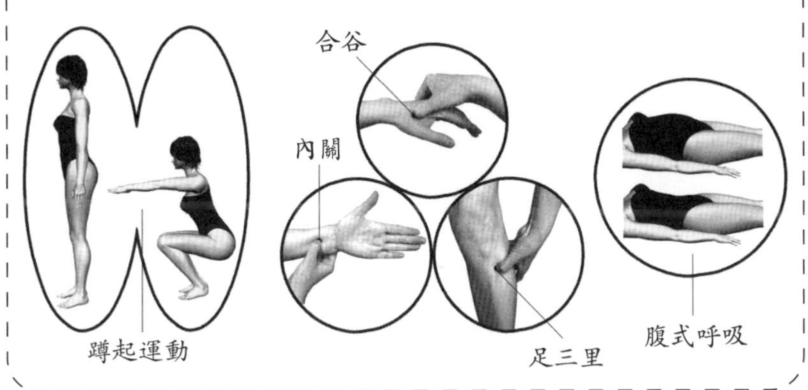

輔助按摩

1. 按揉三陰交穴2分鐘，摩擦兩側腎俞穴各3分鐘。

2. 雙手搓熱，順鼻旁、眼圈、頸部、耳旁做乾洗臉的動作，約2分鐘。雙手指微屈，張開，插到頭髮中，來回交叉輕揉約2分鐘。早、晚各1次。

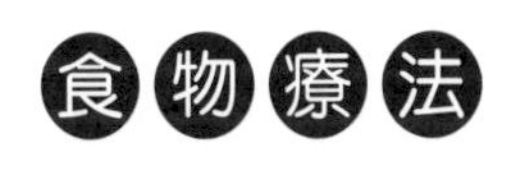

食物療法

1. 花生葉50克，洗淨，水煎，取汁，調入冰糖，代茶飲，連飲多時。

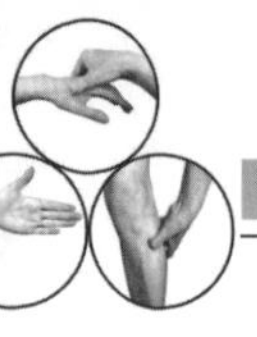

2. 百合干30克，蓮子30克，粳米100克，加水熬粥，加適量冰糖，早、晚食用。

3. 黑木耳，炒乾，粉碎，每次2匙，每天3次，連用3月。

4. 何首烏200克，切碎，枸杞子200克，菊花50克，浸入1000毫升白酒中，密封，7天後可飲，每次10毫升，每天2次。

5. 小麥30克，紅棗10枚，甘草10克，水煎，取汁，代茶頻飲。

6. 核桃仁50克，枸杞子15克，粳米100克，加水熬粥，早、晚喝。

7. 綠茶適量，佛手片5克，沸水沖泡，代茶飲。

8. 新鮮桑葚500克，加水煮至極爛，再加冰糖200克，小火熬成果醬。每次1匙，每天2次。

老年皮膚瘙癢症

老年皮膚瘙癢症是一種只有瘙癢而無原性皮膚損害的老年性皮膚病。病因很多，可能與寄生蟲、氣候改變、皮膚本身變化、某些全身性疾病如糖尿病、腫瘤、痔瘡、代謝紊亂、內分泌失調等有關。主要症狀為皮膚劇烈瘙癢，導致不停地搔抓，使皮膚遍佈抓痕及血痂，瘙癢多在睡前更為劇烈。日久造成皮膚肥厚、色素沉著、苔癬樣變等皮膚損害。

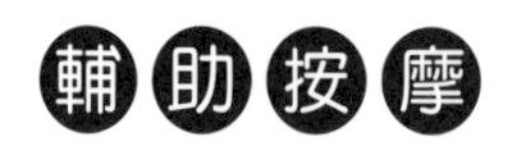

1. 拇指按揉三陰交、血海、曲池穴，順時針、逆時針方向各20次。

2. 用一手拇指指端逐個按壓另一手第2、3、4、5指掌面近

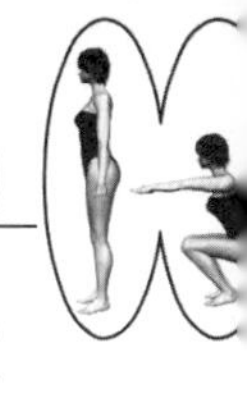

端指關節的橫紋中點的四縫穴，再按順時針方向按摩上述各穴20次，每天早、晚各1次。

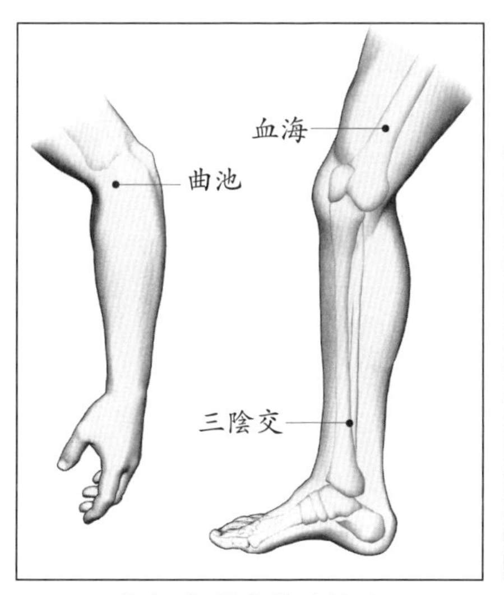

老年皮膚瘙癢症取穴

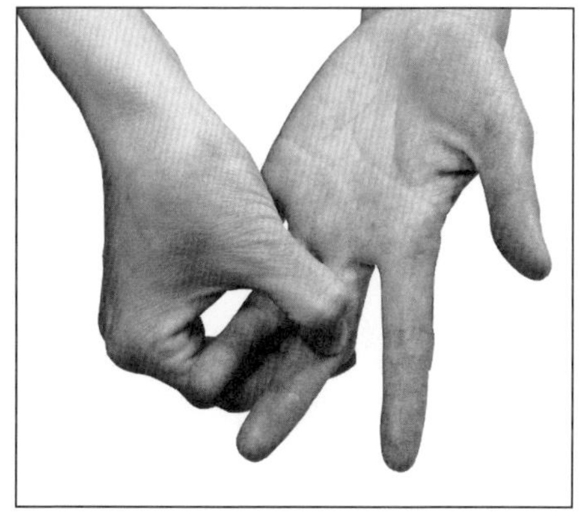

按四縫穴

312經絡鍛鍊防治老年皮膚瘙癢症法

1. 按揉內關、足三里穴各120下，每天1次。

2. 做腹式呼吸5分鐘，每天1次。

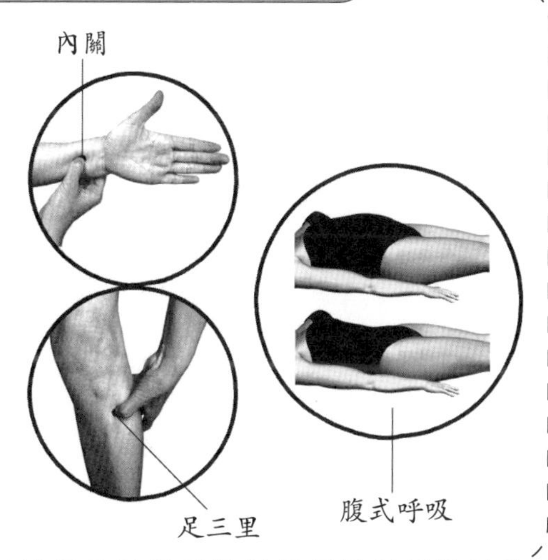

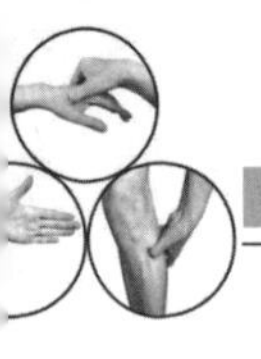

薰洗療法

1. 生甘草30克，蛇床子30克。將兩種藥物放入砂鍋，加適量水，煎煮20分鐘，過濾；再加水煎煮15分鐘，過濾。合併濾液，裝瓶備用。用時，塗局部，每日塗2～3次。

2. 淘米水3000毫升，炒過的食鹽60克，放入鐵鍋內煮沸，倒入盆內，待溫度適宜時用毛巾擦洗患處，每天1～2次。

食物療法

1. **銀耳香菇湯：**銀耳10克，香菇50克，加水煮湯，油、鹽、味精調味，佐餐食用。

2. **大棗綠豆湯：**大棗10枚，綠豆50克，冰糖適量，加水共煮爛，每天1次，連用8天。

帶狀疱疹

帶狀疱疹俗稱「纏腰火丹」、「蛇串瘡」，是由帶狀疱疹病毒侵犯周圍神經引起的一種急性水疱性皮膚病，男、女均可發生。發病初期病人患處先有皮膚刺激感和灼熱感，輕度發熱，疲乏無力，食慾不振等全身症狀。經1～3天後局部出現不規則紅斑，紅斑上有群聚的水疱，有小米粒到綠豆大小，一般為單側分佈，不超過軀體中線，偶爾呈對稱，以胸部肋間神經分佈區、腹部和面部三叉神經分佈區為多見。少數患者可發疹於面部、頸部和眼鼻口腔黏膜及耳部。

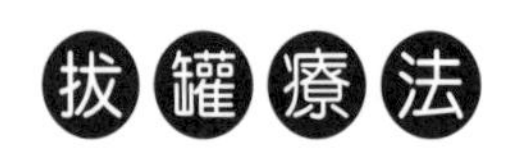

拔罐療法

拔大椎、身柱、肝俞、脾俞、內關、三陰交諸穴。留罐

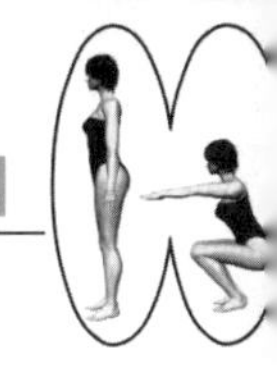

15～20分鐘，每天或隔天1次。

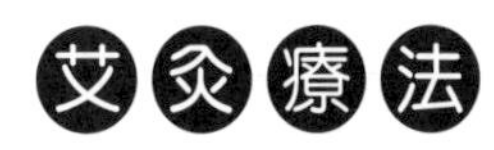

艾灸療法

如帶狀疱疹發生在臉部，可灸合谷穴；在頭部，灸列缺穴；在胸脇部，灸內關穴；在腹部，灸足三里、三陰交穴；在腰背部，灸委中穴；在臀部，灸環跳穴；在四肢，灸陽陵泉穴。

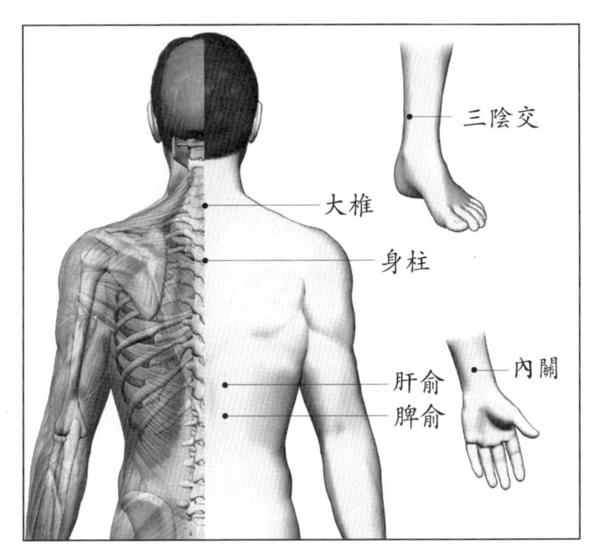

帶狀疱疹取穴1

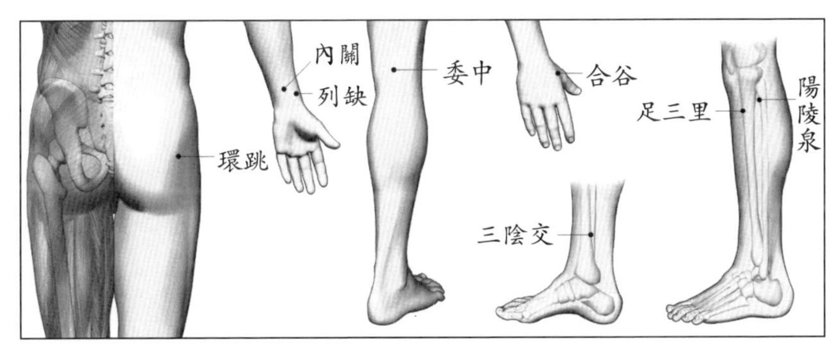

帶狀疱疹取穴2

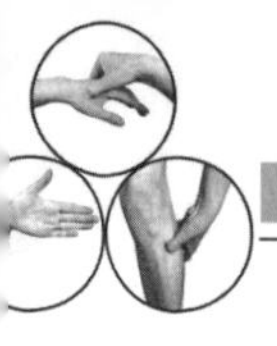

312經絡鍛鍊防治帶狀疱疹法

1. 大力度按揉雙側內關、合谷、足三里穴，每穴按壓100下，每天2次。

2. 每天做2次腹式呼吸，能提高人體免疫力，驅除病毒。每次5分鐘，每天1次。

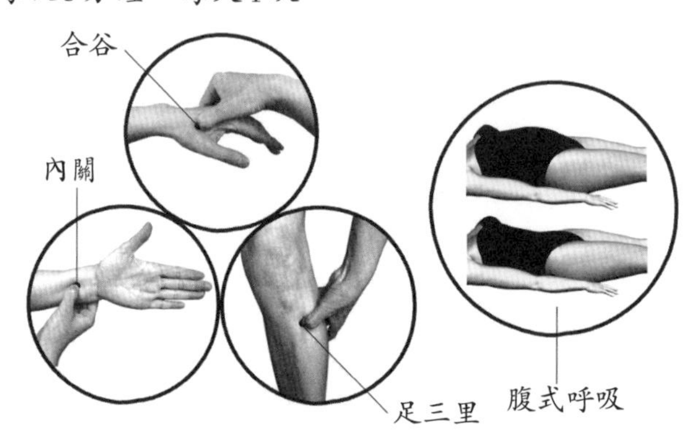

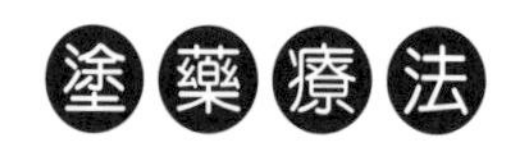

塗藥療法

1. 四黃液：大黃、黃芩、黃柏各20克，黃連10克。將這些藥碾碎，加水1升煮沸，濾去藥渣，取藥汁倒入盆中，待溫後用紗布蘸藥擦洗患處，每次20分鐘，每週2～3次。注意水皰破後不宜洗浴，可用成藥四黃膏或青黛膏外搽。

2. 銀花解毒液：金銀花、大青葉、黃芩、千里明各20克，青黛、冰片各3克。將前4味藥碾碎，加水1升煮沸，濾去藥渣，取藥汁，將青黛和冰片碾末與藥汁混合，待溫後用紗布蘸藥擦洗患處，每次20分鐘，每週2～3次。

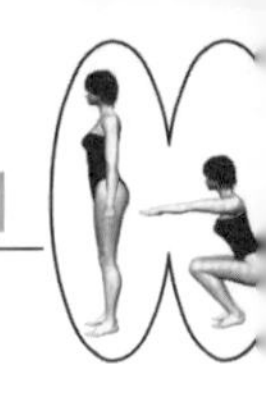

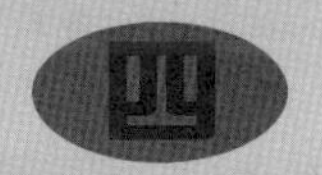

312經絡鍛鍊法益保健

美白靚膚

312經絡鍛鍊美白靚膚法

1. 按摩合谷、足三里穴，每次每穴100下。

2. 每晚做腹式呼吸5分鐘，下蹲運動20～50次。

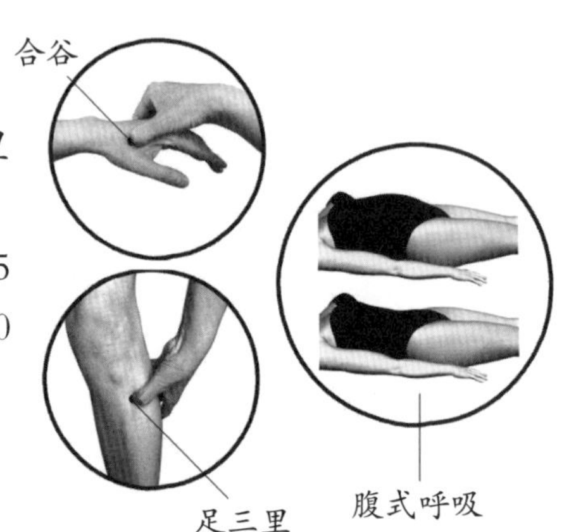

輔助按摩

按摩鼻旁迎香穴，眼下邊的承泣穴、四白穴，嘴角地倉穴，能夠緩解皮膚粗糙，去除色素，美白等。方法是每天1次，每穴按摩50下。

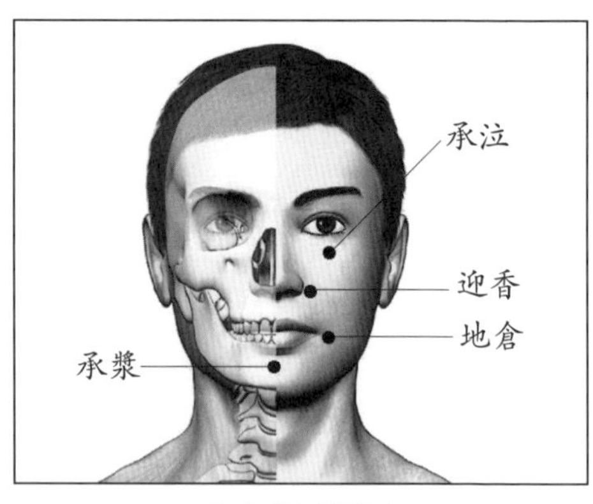

美白靚膚取穴

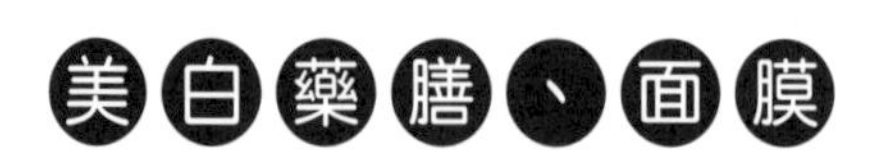

1. **美白蔬果汁：**鳳梨1/4個，黃瓜半根，蘋果半個。將鳳

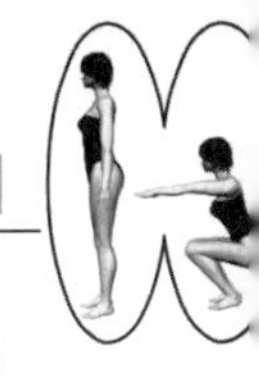

梨去皮，蘋果去心，與黃瓜一同放入榨汁機中榨汁。在兩餐中間飲用。

2. 白雪膜：新鮮雞蛋3個，浸於酒中，密封20～30日，即可使用。每晚臨睡前取蛋清敷面，次晨用清水洗去。每週1次。

3. 美白液：洗澡後，用蘆薈葉搗爛，取汁，塗搽皮膚，能使皮膚白淨。

4. 嫩膚液：米醋對適量清水後，塗搽皮膚，能使皮膚細嫩。

5. 蜜醋飲：醋、蜂蜜各1～2匙，溫開水沖服，每天2～3次。堅持飲用，皮膚會變得光潔潤滑。

6. 增白麵膜：將生鴿蛋用麵粉調成糊狀，敷於面部，可美面增白。每日1～2次。

7. 蛋清面膜：雞蛋清是最為簡便而有效的美容面膜，慈禧太后經常在晚上將雞蛋清塗在面部皺紋處，次晨洗去，至70多歲時仍青春煥發。

美白靚膚自我防護

1. 改善皮膚粗糙，應服維生素A或食用胡蘿蔔、肝臟、金針菇、青椒等食物。

2. 注意防曬：在每天的上午10點到下午2點之間儘量不要呆在暴烈的陽光下。

3. 提防紫外線：外出或戶外工作要使用遮陽用具，如傘、太陽鏡、穿長袖衣服等。要注意紫外線指數，紫外線指數在6以下時屬於安全範圍，如果在10以上，表示皮膚很容易受到損害，此時應儘量避免外出。

防皺去皺

312經絡鍛鍊防皺去皺法

1.重點按摩合谷、內關、足三里這三個穴位，每天2次，每次5分鐘。每天早、晚各做一次腹式呼吸，每次5分鐘。

2. 兩條腿運動，可以慢跑、散步的形式，時間要每天保證30分鐘。

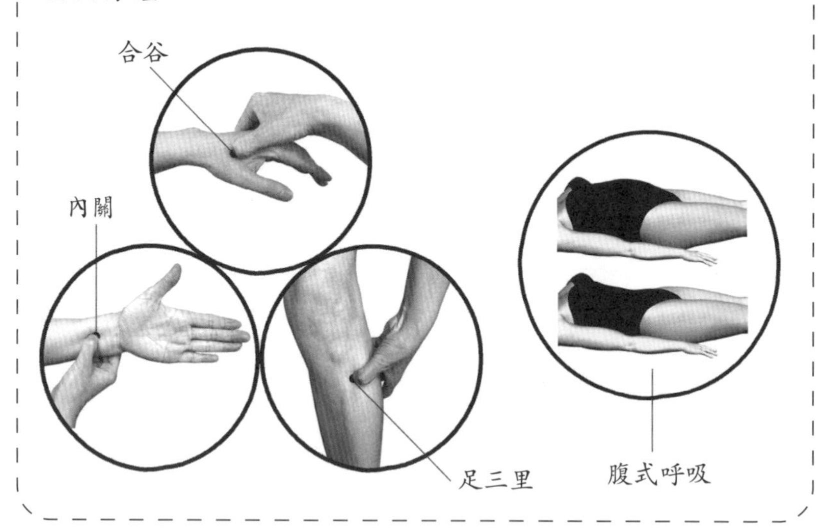

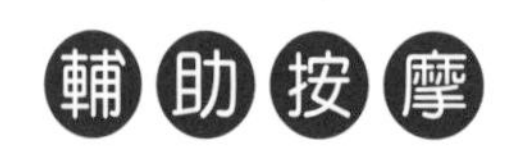

輔助按摩

按摩兩眉中央的印堂穴，眉中上邊的陽白穴，鼻旁迎香穴，目下的四白穴，胳膊肘上的曲池穴，腳踝上的三陰交穴。每穴按摩100下。

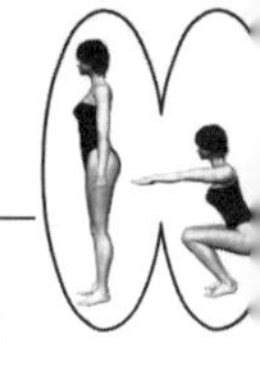

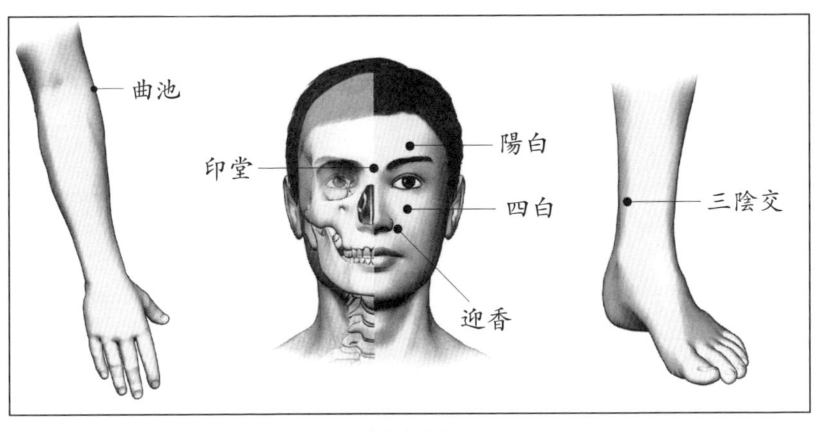

防皺去皺取穴

防皺美容操

1. 預備姿勢：靜坐、靜立均可。

2. 放鬆身體：排除心中雜念，全身心如置於一片漂浮的白雲中，保持此狀態5～10分鐘。將意念集中到面部，想像一陣風掃過面部，當面部確有一絲涼涼的感覺後，再想像面部的汗毛孔全部打開，於是慢慢吸氣，沉至丹田，想像吸進的氣是空氣中的精華，然後呼氣，想像面部毛孔的污垢都隨呼氣而出，一呼一吸約15次。

3. 搓面：將雙手搓熱，蓋在雙頰及眼球上，反覆做5次。然後緊閉嘴唇，舌頭抵上下牙床，待津液滿口後，吐在手上，塗於面部，然後進行按摩。次序是：以臉部正中線為界，在上額、眼眶、臉頰左右抹擦，亦可按一般美容按摩順序在面、頸部按摩。按摩時加「去掉皺紋」的意念。

4.做功：雙手從兩側抬起，伸到最高處，然後自然地從胸前垂落，置於小腹上，男左手在裡，女右手在裡，手垂落時，想像為淋浴般，水從頭頂經過身體落到地面。每週1～2次。

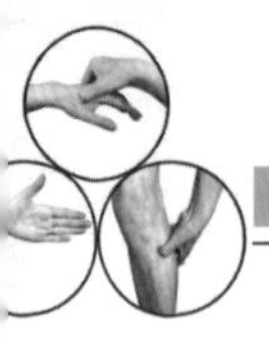

減肥消脂

312經絡鍛鍊減肥消脂法

1. 選取312經絡鍛鍊法中的三個穴位進行重點按摩，可以每天進行3次，每次10分鐘。

2. 腹式呼吸也增加到每次10分鐘。

3. 如果身體條件許可，應將下蹲運動改為慢跑。

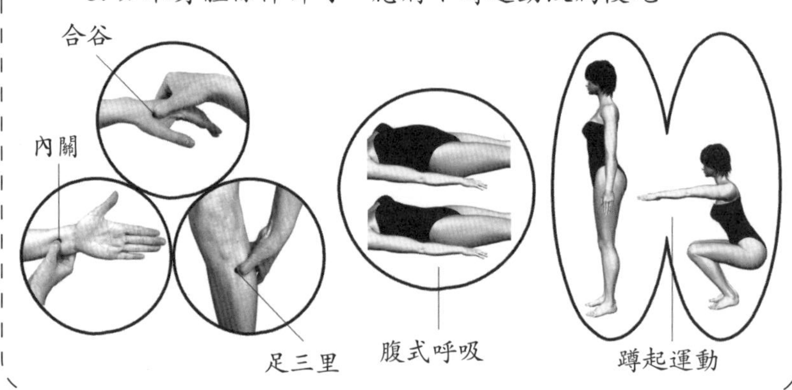

輔助按摩

點揉雙側天樞、大橫、曲池穴各100下；點按雙側陰陵泉、豐隆、太衝、三陰交穴各1分鐘。手法由輕到重。

減肥食譜

1. 冬瓜粥：新鮮連皮冬瓜250克，大米100克。冬瓜洗淨切成小塊，與大米一同入鍋，加水適量，煮熟即成。每日1次，宜常吃。

2. 木耳馬蹄：水發木耳100克，荸薺150克。水發木耳用冷

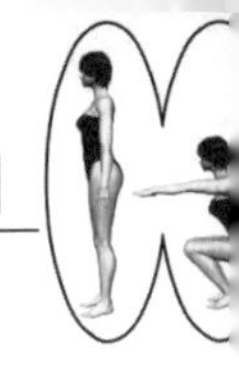

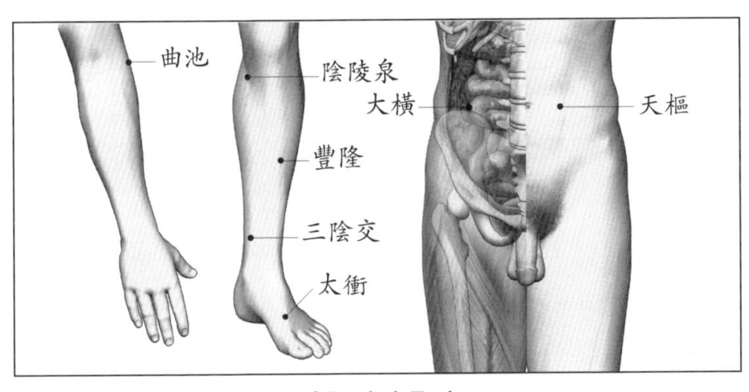

減肥消脂取穴

水洗淨，瀝乾水。荸薺洗淨去皮，用刀拍碎。炒鍋中放生油，燒七成熟，把木耳、荸薺同時下鍋煸炒，加醬油、白糖、鮮湯，燒沸後用濕澱粉勾芡，起鍋裝盤即成。

3. 涼拌芹菜：芹菜500克，海蜇皮（水發）150克，小海米10克，精鹽、味精各適量。將芹菜去葉切成3公分長的段，在開水中焯一下，瀝乾。海米泡好。海蜇皮泡好洗淨，切成細絲備用。將芹菜、海蜇絲、海米一起拌和均勻，加適量調味品即可食用。

減肥消脂自我防護

1. 應注意合理飲食，適當控制飲食，少食高脂、高糖、高熱量的食物，多食蔬菜、水果。節食減肥不宜急於求成，盲目減少飲食或者急劇限制飲食，可造成水、電解質紊亂，酮中毒，甚至誘發心肌梗塞、腦血栓形成等。

2. 加強體育鍛煉，可不拘時做312經絡鍛鍊，也可做體操、打太極拳、跑步等。進行適量的體力活動，可以促進新陳代謝，消耗身體熱量，減少脂肪。

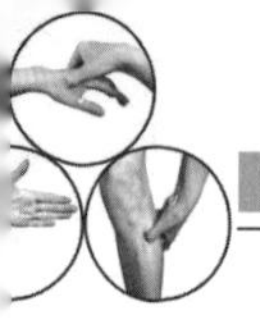

控制食慾

312經絡鍛鍊控制食慾法

1.按摩合谷、內關、足三里這3個穴位能刺激人體3條經絡，調整自主神經的功能，抑制食慾中樞。

2.做腹式呼吸能激發人體腹部9條經脈，也對各系統功能平衡起到作用。

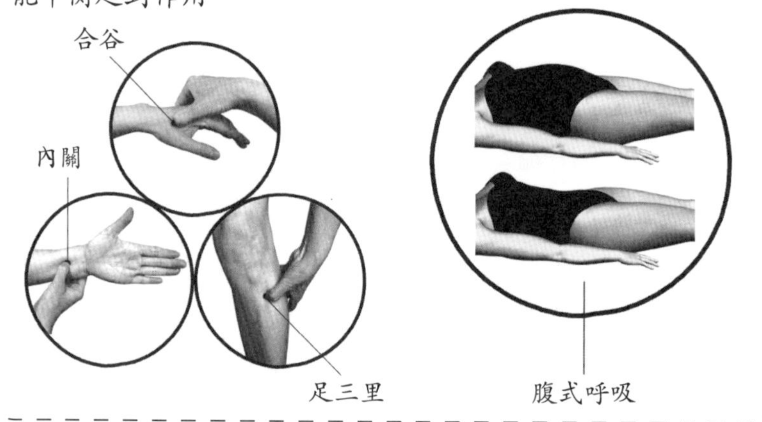

輔助按摩

選取手部脾胃大腸反射區，足部胃、小腸、腹腔神經叢反射區。在飯前按摩這些部位5分鐘，有助於控制食慾，減少饑餓感。

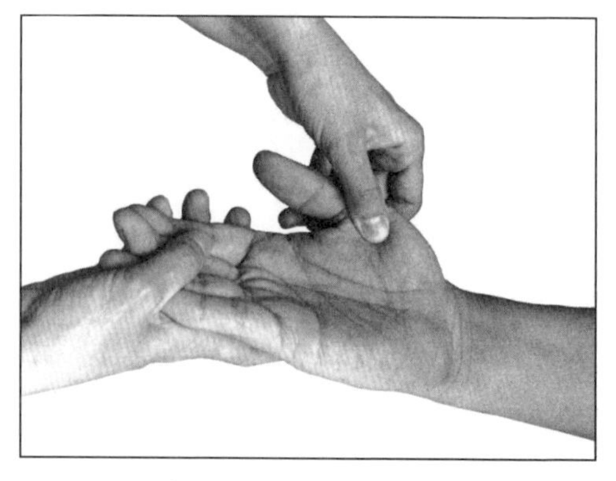

按摩手部脾胃大腸反射區

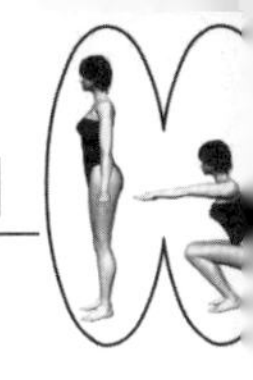

消除疲勞

312經絡鍛鍊消除疲勞法

1. 由於人體已經感覺很疲勞，可由他人幫助按摩合谷、內關、足三里等穴各2分鐘，並刺激這3條經脈。

2. 如果有能力，可做腹式呼吸和下蹲運動，這樣對緩解機體的疲勞有很大好處。

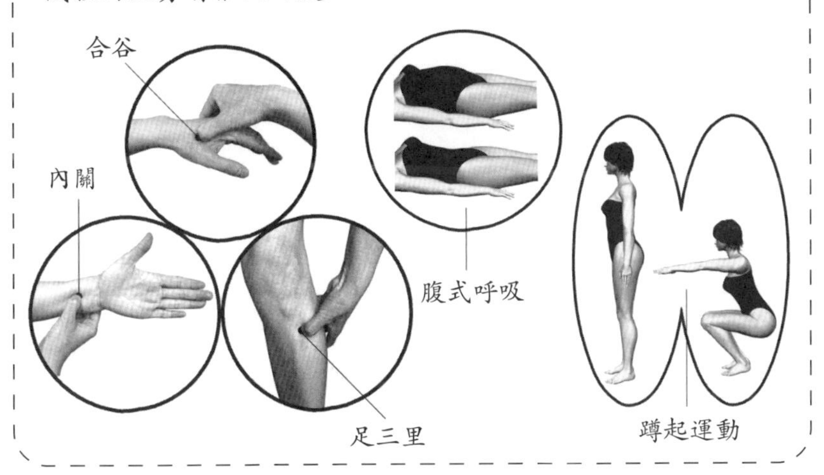

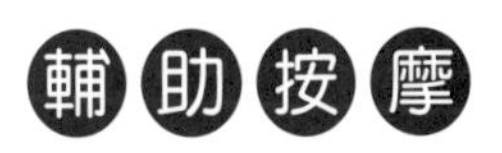

輔助按摩

頭部：點按印堂、太陽、百會、風池穴，每穴按摩半分鐘。

肩部：點按肩井、肩髎、肩髃穴，每穴按摩半分鐘。並從肩部的內外兩側，向下抓揉到腕指部。如此反覆5次。

胸腹部：點按膻中、中脘、氣海、關元、天樞穴，每穴按揉半分鐘。

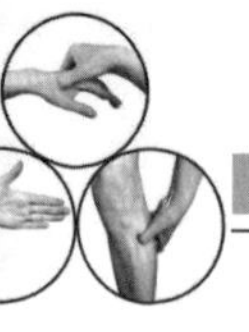

腰背部：點按肺俞、肝俞、腎俞、命門穴各1分鐘，最後拍打全背。

腿部：點按環跳、風市、委中、足三里、三陰交穴各1分鐘，雙手虎口扶持大腿上，從上往下推，如此反覆10次。

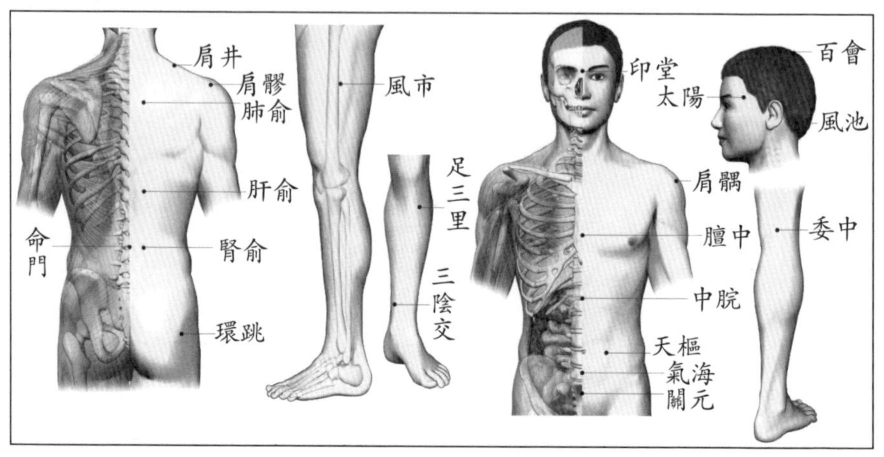

消除疲勞取穴

改善睡眠

312經絡鍛鍊改善睡眠法

每天除了正常做312經絡鍛鍊外，還應該在睡前增加腹式呼吸的時間，即在睡覺前排除雜念，做腹式呼吸，每分鐘5～6次，時間應保證在5分鐘以上。敏感的人首次即可見效。這是由於失眠是因為緊張、興奮等因素使自主神經失調，交感神經興奮，致使血液瘀滯頭部，而不易進入睡眠。做腹式呼吸可引血下行，到達丹田（腹部），使振奮的精神鎮靜下來，快速進入睡眠狀態。

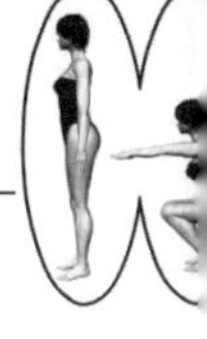

輔助按摩

點按手上神門穴、足部催眠穴各1～2分鐘，輕輕按揉耳部神門1～2分鐘。

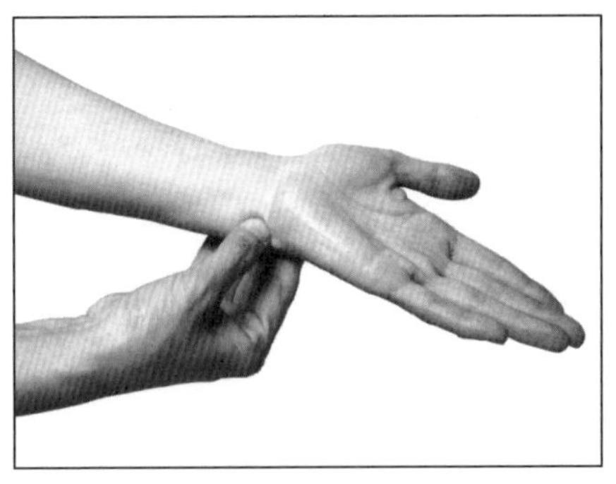

點按神門穴

拔罐改善睡眠

拔罐對失眠很有效，且方法簡單。單拔大椎穴，每天1次，臨睡前拔，每次10～15分鐘，效果很好。

食療改善睡眠

1. **牛奶助眠：**牛奶200毫升，煮沸，加白糖適量，臨睡前半小時溫服。

2. **洋參靈芝飲：**西洋參3克，靈芝10克，加適量水文火燉1小時，飲湯汁。

3. **菊花蓮子茶：**菊花6克，蓮子心6克，沸水沖泡，不拘時飲用。

緩解緊張和壓力

輔助按摩

1. 選取攢竹穴，手部腹腔神經叢反射區，耳部的心、神門、皮質下、脾等進行快速搓按。

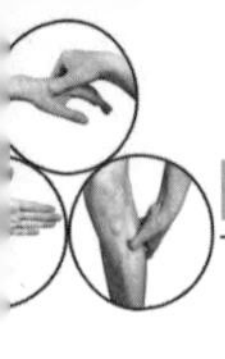

2. 按揉百會、膻中、湧泉穴各1分鐘。

3. 以搓熱的雙手分置於面部兩側，上下來回搓熱，然後從前髮際向後髮際梳理頭髮20次。

4. 以雙手小魚際沿同側小腹部向下斜擦20次。

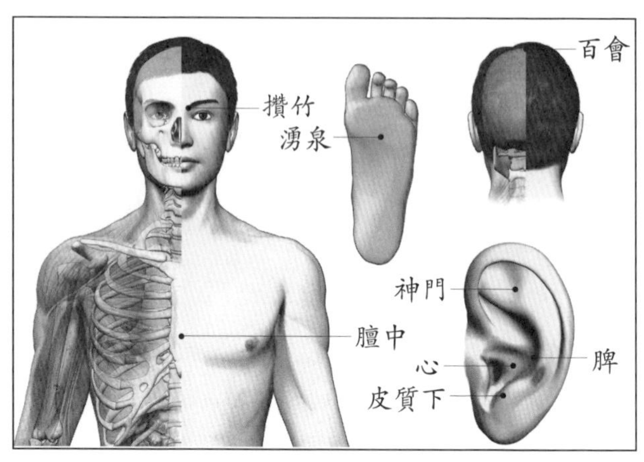

緩解緊張和壓力取穴

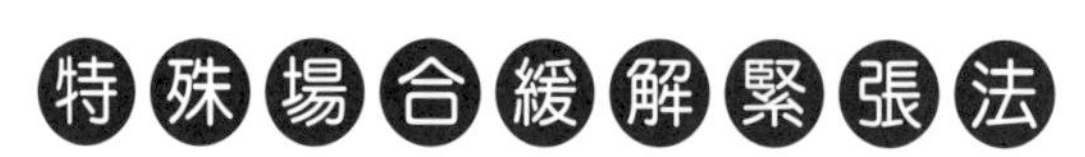

1. 有的人在公眾場合講話時，常常會感到很緊張，可以按揉手部的腹腔神經叢反射區1～2分鐘，緩解緊張的情緒。

2. 還有的人一緊張就想上廁所，此時，可以按摩眉頭攢竹穴1～2分鐘。攢竹穴可以調整自主神經的平衡，促使身心愉快，緩解緊張。

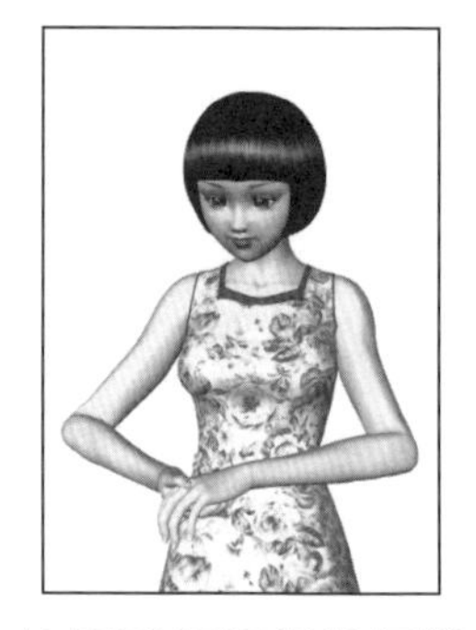

按揉手部腹部神經叢

312經絡鍛鍊緩解壓力法

每天按時做腹式呼吸，對於緩解持續的精神壓力非常有好處。在突發的緊張場合，如考試前、講演前等，做幾次深呼吸也有助於緩解緊張。

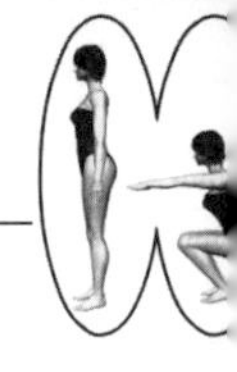

增加食慾

312經絡鍛鍊增加食慾法

1. 正確地做好312經絡鍛鍊法，尤其是在飯前30分鐘做，能夠讓胃口大開，增加食慾。按摩足三里，可以促進胃腸蠕動，胃液分泌；按摩合谷，可以刺激味覺，促進唾液分泌。

2. 正確地進行腹式呼吸，能調動腹部經脈，使脾、胃、腸功能趨於平衡，促進消化。

3. 做兩條腿下蹲運動，能消耗全身熱量，引發饑餓感。

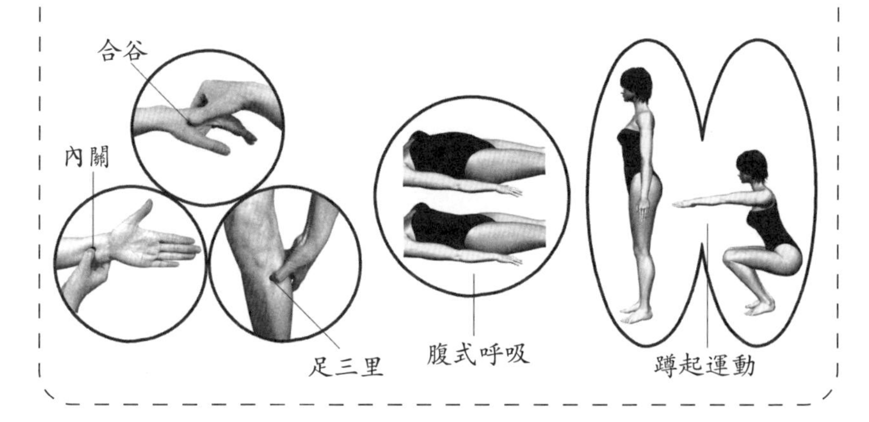

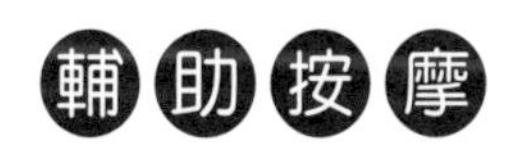

輔助按摩

按摩上腹部的中脘穴2分鐘；雙手疊按在肚臍上順時針方向摩腹2分鐘；雙拇指分揉膝蓋上、腿內側的血海穴1分鐘。

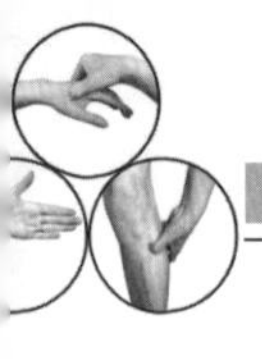

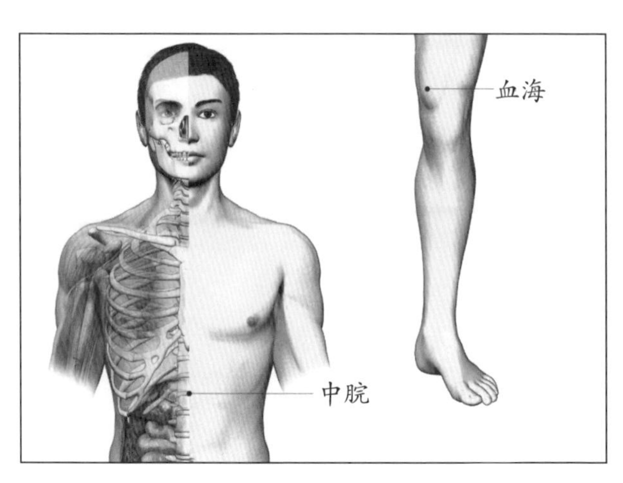

增加食慾取穴

養心安神

312經絡鍛鍊養心安神法

1. 按壓足三里、合谷、內關穴各120下，每天1次。
2. 每天做腹式呼吸2次，每次5分鐘。
3. 做兩條腿下蹲運動，每次50下，每天睡前1小時做。

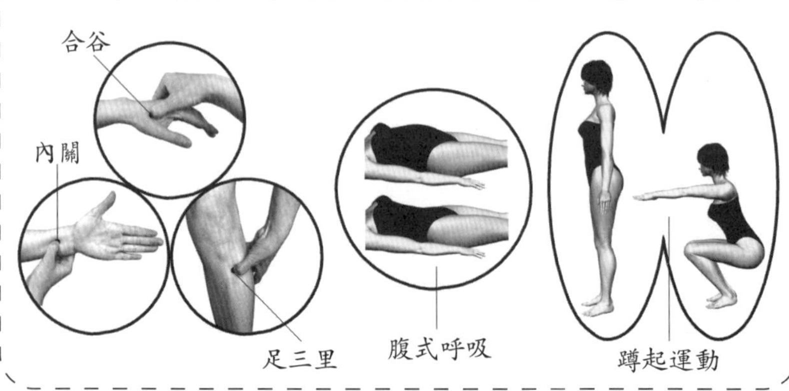

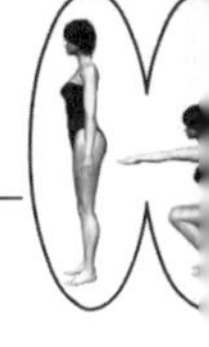

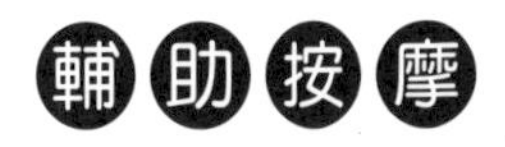

1. 按揉百會、神門、湧泉穴各1分鐘。

2. 以拇指、食指夾持對側中指指尖，稍用力按捏數次，左右手交替。

3. 以十指尖輕輕叩擊頭部50次。

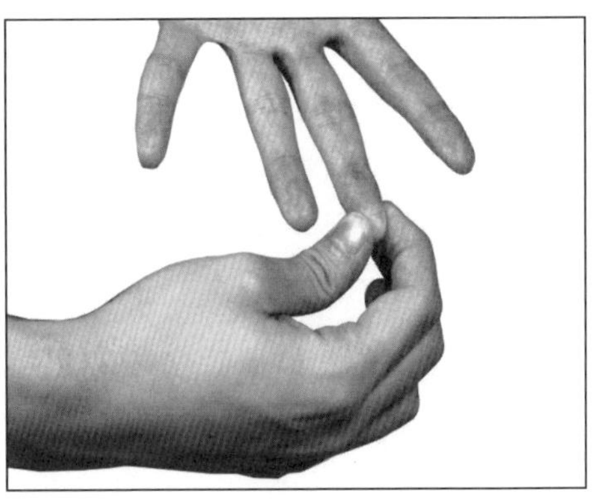

夾指指尖

益智健腦

大腦是人類行為的指揮、協調、控制者，由於年齡的增長或不注意用腦衛生等因素，往往使大腦處於疲勞狀態而加速大腦的衰老退化，從而在精神、記憶、智慧等方面出現退化。因此，怎樣增強記憶，提高智慧，延緩大腦衰老，已成為醫學研究的重點。推拿健腦是日常生活中可隨時應用的行之有效的方法，對於預防癡呆、增強記憶有其獨到的作用。

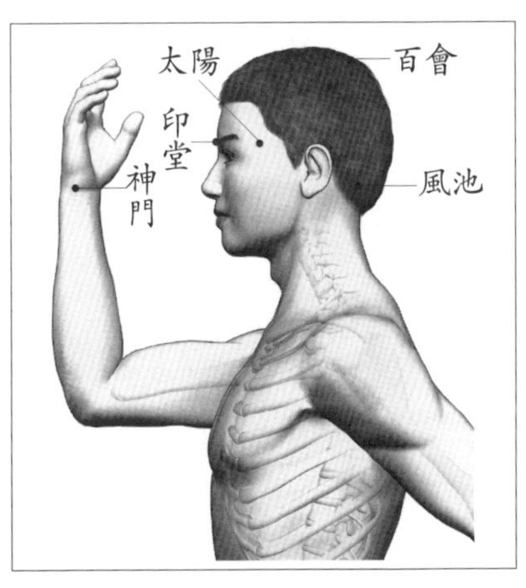

益智健腦取穴

輔助按摩

1. 自我選取印堂、太陽、風池、百會、神門穴，每穴按摩3分鐘。

2. 雙手十指微屈，以指端或指腹自前髮際向後髮際做梳理頭髮的動作。如此反覆30次。

3. 以雙手手指交叉抱於頸項，然後儘量向後伸頸10次。

4. 雙手拇指點按太衝穴2分鐘。

5. 輕輕叩齒100次。

312經絡鍛鍊益智健腦法

1. 按壓合谷、內關穴各120下，每天1次。

2. 每天做腹式呼吸2次，每次3～5分鐘，最好是平臥做，可使血液儘快向大腦供應。

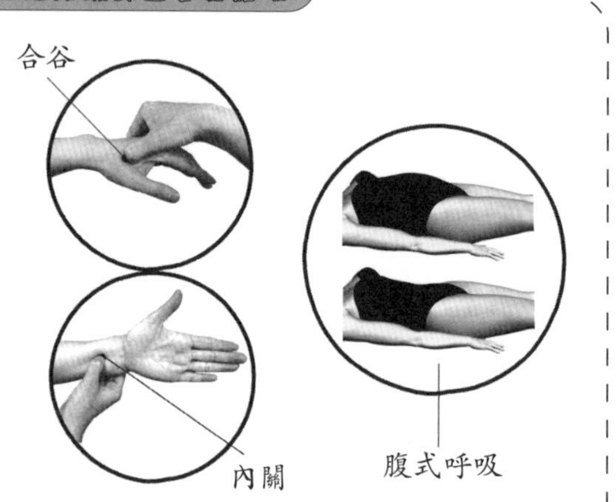

豐胸美乳

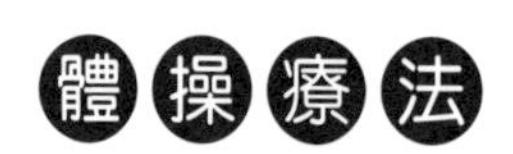

體操療法

1. 做擴胸運動，每天3次，每次10下，可伸展、增厚胸肌，促使乳房豐滿。

2. 雙膝跪地，兩臂伸直撐於身體兩側的地面，然後向前做屈臂動作，一直彎曲到下頷和胸部貼地為止，每次10下。

3. 仰臥，頭、腳、兩臂不離地，身體向上提起，使臀部離地，並保持2秒，每次10下。

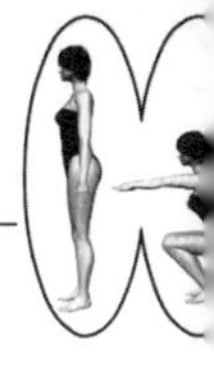

4. 站立，先舉起左側手臂，盡力向上伸直，同時左腿向下伸直，持續5秒鐘後，換右側手臂及右腿，方法相同。

312經絡鍛鍊豐胸美乳法

1. 做兩條腿下蹲運動，每天2次，每次50下。

2. 按摩內關、合谷、足三里穴，可以疏通經絡，條暢氣血。每天2次，每次10分鐘。

3. 每天堅持做腹式呼吸5分鐘。

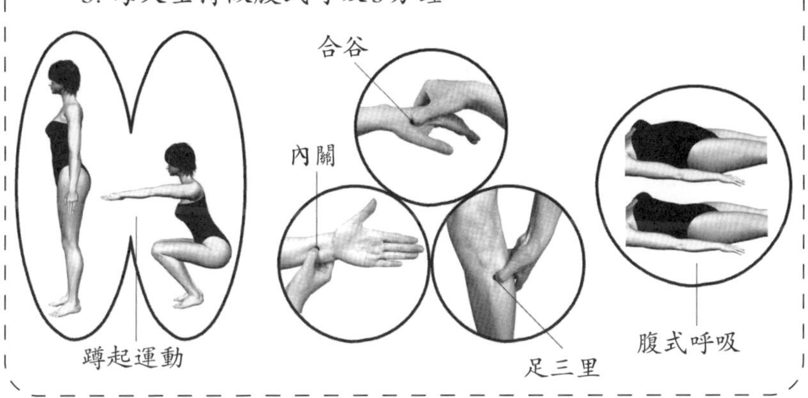

食療方法

1. 豐乳養顏湯：母雞1隻，當歸20克，生薑、料酒、味精、蔥、胡椒各適量。先將雞塊用開水焯一下，然後與輔料一起放入砂鍋，加適量水燉，至雞爛骨酥時放鹽，再煨幾分鐘後，放入味精即可食用。

2. 美乳鯉魚：活鯉魚300～350克，紅豆100克，生薑20克，陳皮10克，蔥、料酒、鹽、植物油各適量。將魚放入油鍋中煎出香味，然後放入紅豆（事先浸泡7～8小時）、陳皮、料酒、水或老湯等，用小火煮1.5小時左右，加入味精調味即可食用。

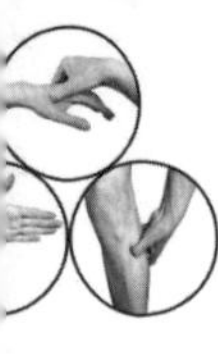

3. **豬蹄花生湯：**豬蹄1只，花生仁60克，酒半杯，鹽1小匙。將豬蹄去毛，開水汆燙後洗淨，切成小塊，與花生仁一起放入鍋中，再放入酒、水，小火燜煮至豬蹄酥爛，加鹽、調味料少許，即可食用。

緩解手足冰涼

312經絡鍛鍊緩解手足冷法

1. 指壓內關、合谷、足三里穴各120下，每天早、晚各1次。

2. 做兩條腿下蹲運動，每次50個，每天早、晚各1次。

3. 做腹式呼吸5分鐘，每天早、晚各1次。

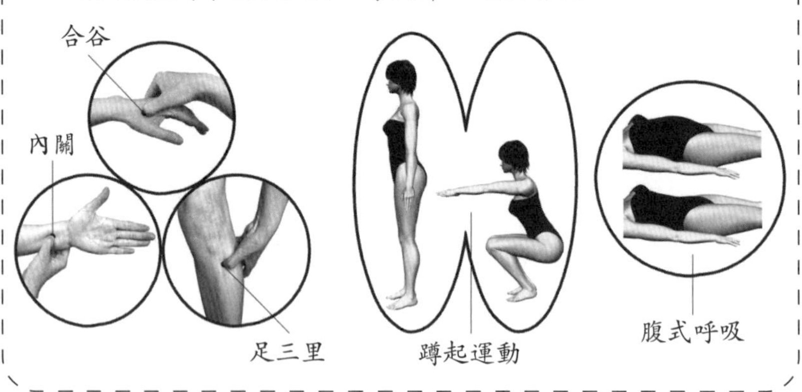

輔助按摩

1. 經常搓手或雙手在各個方向相互敲擊，或用搓熱的雙手按摩耳朵和臉頰等部位，能促進血液循環，緩解手部冰涼。

2. 臨睡前，先用熱水泡腳約30分鐘後，按揉雙腳足心湧泉穴各120次。

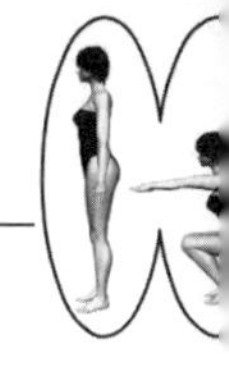

3. 用雙手掌揉搓命門穴和左、右腎俞穴各100次，可以緩解腳部冰涼。

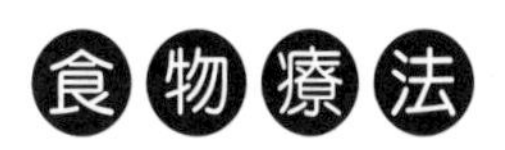

1. 當歸煮雞蛋：當歸10克，雞蛋2枚，白糖適量。當歸煎水去渣，打入雞蛋煮熟，放白糖便成。可在早晨空腹食用。

2. 參蓍補氣飲：黃蓍6克，黨參6克，沸水沖泡，代茶頻飲。

明　目

明目是指對眼睛視力和明亮程度的加強，使眼目睛白瞳黑，光彩有神。眼睛既是人們的視覺器官，又是心靈的視窗，是人們傳遞情感的信使。明亮而靈活的眼睛，可以增加人的風韻和氣質，是人體美的重要內容。

現在人們經常使用電腦，又常常連續幾個小時看電視，使眼睛感到很疲勞，312經絡鍛鍊法可以緩解眼睛乾澀的現象。

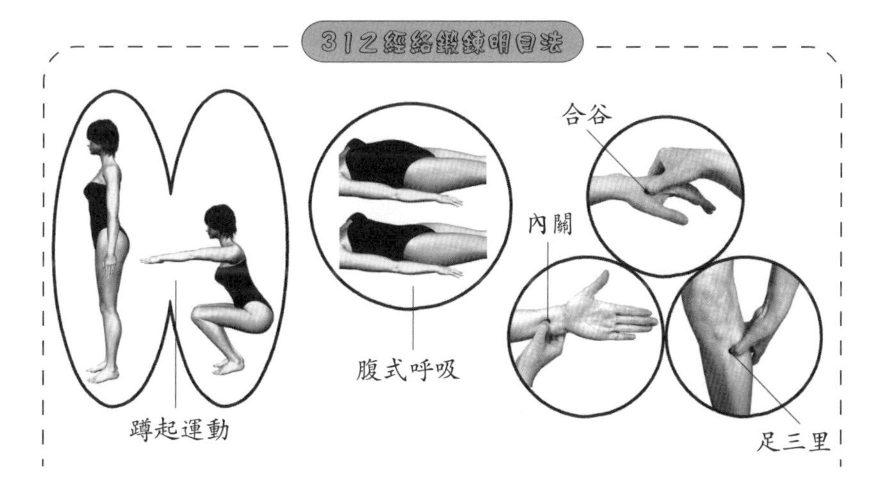

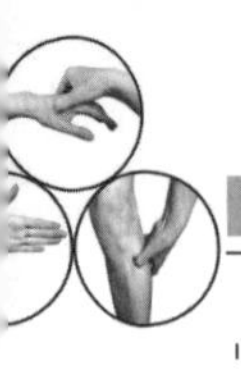

1. 做兩條腿下蹲運動，可以調動腿上經脈，促進腎功能的條暢。每天1次，每次50下。

2. 做腹式呼吸5分鐘，每天1次。

3. 按摩內關、合谷、足三里穴各120下，每天2次。

輔助按摩

1. 以食指或中指分別點揉睛明、承泣穴，沿順時針、逆時針方向各揉120次，點揉時力度由輕到重，速度由慢到快。

2. 以拇指點揉肝俞、腎俞、脾俞、心俞穴各120次。以拇指點按雙側光明穴100次。

聰　耳

耳朵是人體的聽覺器官，耳聰目明是人的健美標誌之一。同時，耳又是人體容貌美的重要組成部分。美耳，重在保護聽力以及耳廓的大小厚薄正常，皮膚明潤。中老年人聽覺往往下降，經常做312經絡鍛鍊，可以補益肝腎，增強聽力功能。

輔助按摩

1. 取俯臥位，施術者立於其身側，以拇指點揉肝俞、腎俞穴各120次。

2. 以食指或中指分別點揉翳風、聽會穴各120次。

3. 以拇指點按雙側中渚、太谿穴各120次。

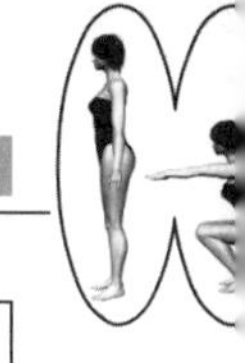

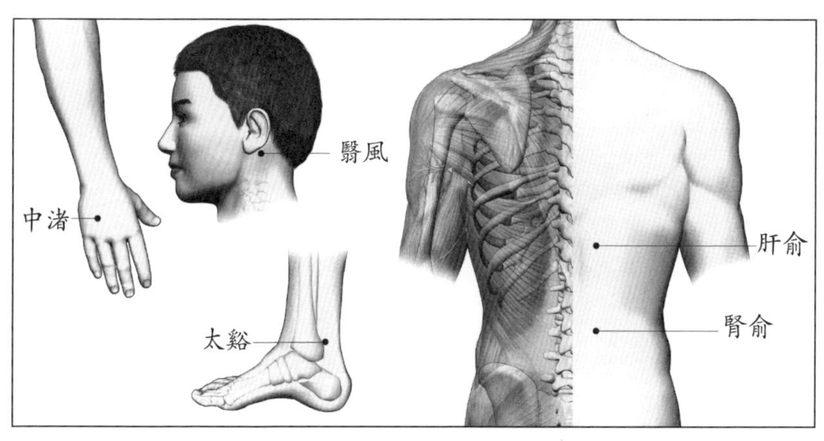

聽耳取穴

312經絡鍛鍊聽耳法

1. 做兩條腿下蹲運動，可以調動腿上經脈，促進腎功能的條暢。每天1次，每次50下。

2. 做腹式呼吸5分鐘，每天1次。

3. 按摩內關、合谷、足三里穴120下，每天2次。

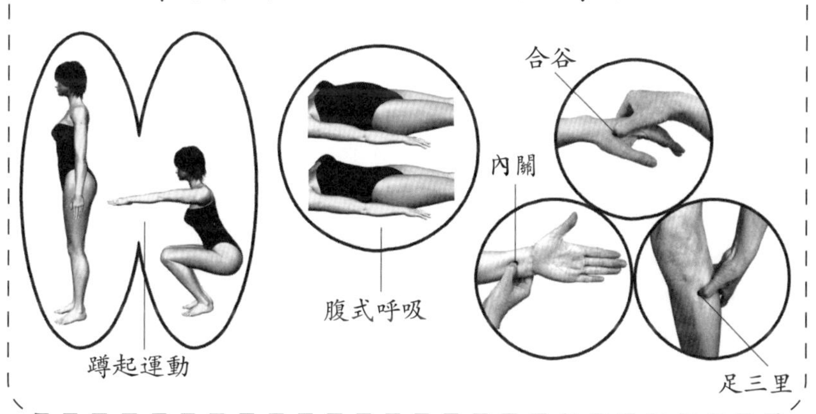

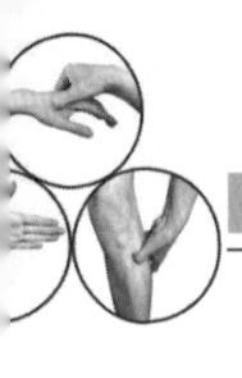

增强性功能

人到老年，性功能逐漸減弱，適時、適度地按摩可以增強性功能，做312經絡鍛鍊也可以幫助刺激身體各經絡，以恢復平衡。

312經絡鍛鍊增強性功能法

1. 堅持做腹式呼吸和兩條腿下蹲的運動。

2. 按摩內關、合谷、足三里穴，每次每穴120下，每天2次。

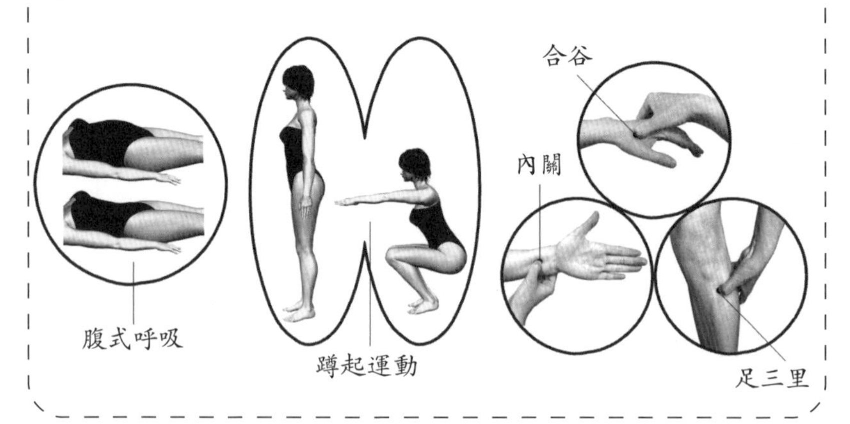

輔助按摩

1. 雙手掌重疊，從劍突向下推腹至恥骨聯合，反覆36次。

2. 按摩肚臍下邊的關元、氣海穴各100次。雙手搓撚陰莖100次，早、晚各1次。

3. 雙手外勞宮穴（手背）緊貼背部雙腎俞穴，手指放鬆，

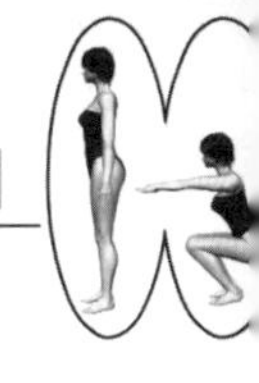

微屈，按摩30次，速度不宜過快，要稍用力緩慢進行。

4. 兩手掌搓熱後分別輕握住兩側睪丸，揉捏50次。

5. 用拇指和食指掐捏跟腱處（太谿、崑崙穴），邊按邊壓，上下移動5～6次，每天2次。

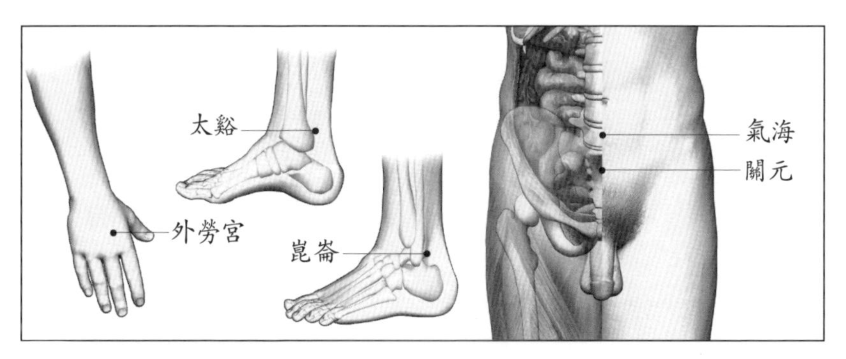

增強性功能取穴

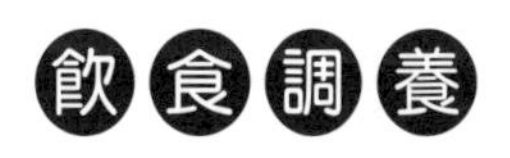

飲食調養

老年人可以根據自己的體質適當吃些能夠增強性功能的食物，如羊肉、核桃、牛鞭、羊腎等；動物內臟因為含有大量的性激素和腎上腺皮質激素，能增強精子活力，提高性慾，但由於動物內臟含有大量的膽固醇，故在食用時應該注意。

此外，含鋅食物如牛肉、雞肝、蛋、花生米、豬肉、雞肉等，含精氨酸食物如山藥、銀杏、凍豆腐、海參、墨魚、章魚等，都有助於增強性功能。

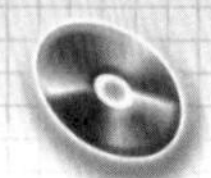

太極武術教學光碟

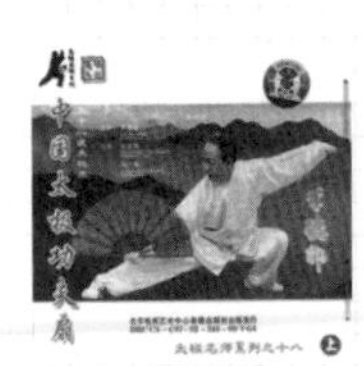

太極功夫扇
五十二式太極扇
演示：李德印 等
(2VCD)中國

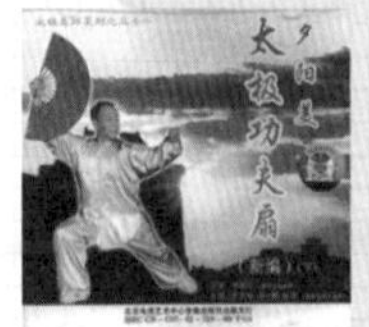

夕陽美太極功夫扇
五十六式太極扇
演示：李德印 等
(2VCD)中國

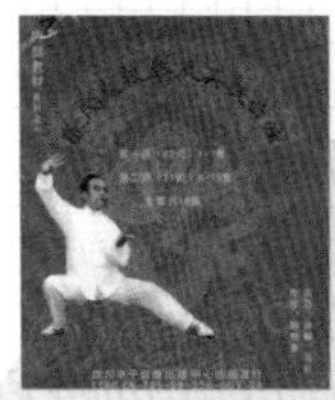

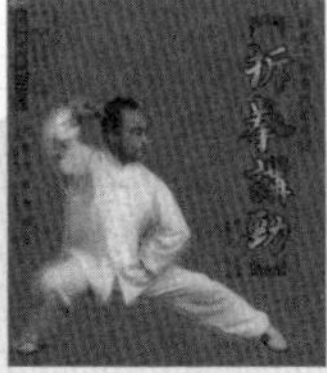

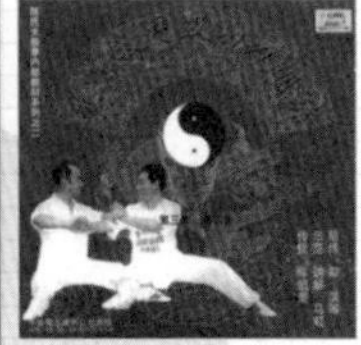

陳氏太極拳及其技擊法
演示：馬虹(10VCD)中國
陳氏太極拳勁道釋秘
拆拳講勁
演示：馬虹(8DVD)中國
推手技巧及功力訓練
演示：馬虹(4VCD)中國

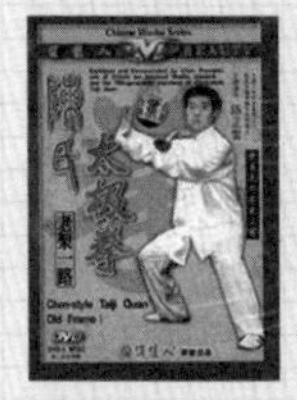

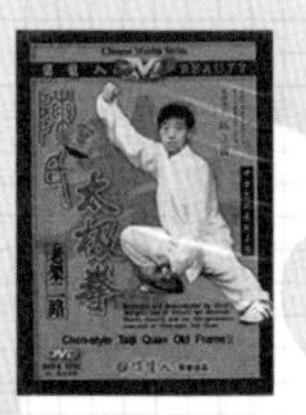

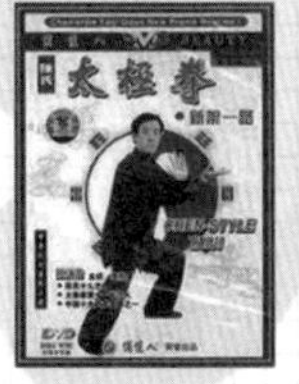

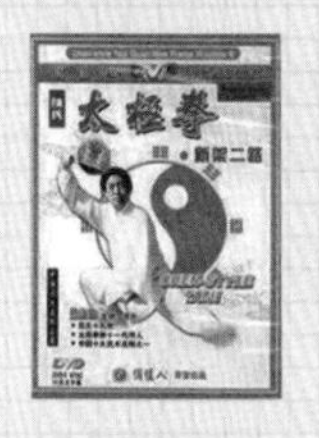

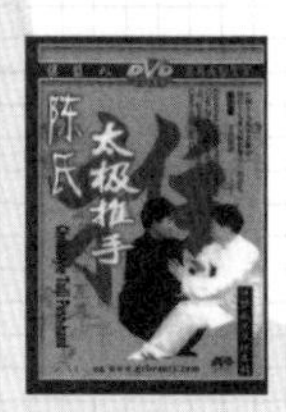

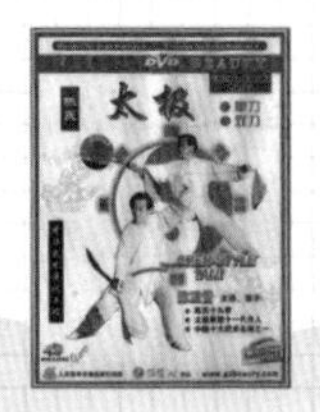

陳氏太極拳新架一路
演示：陳正雷(1DVD)中國
陳氏太極拳新架二路
演示：陳正雷(1DVD)中國
陳氏太極拳老架一路
演示：陳正雷(1DVD)中國
陳氏太極拳老架二路
演示：陳正雷(1DVD)中國
陳氏太極推手
演示：陳正雷(1DVD)中國
陳氏太極單刀・雙刀
演示：陳正雷(1DVD)中國

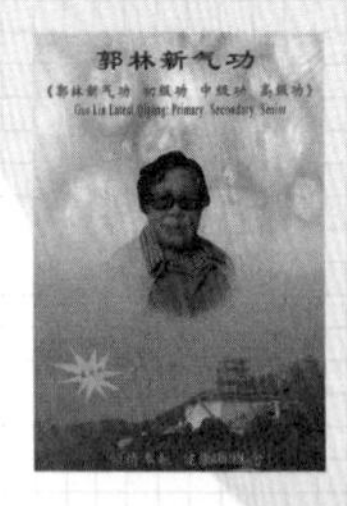

郭林新氣功
(8DVD)中國

本公司還有其他武術光碟
歡迎來電詢問或至網站查詢
電話：02-28236031
網址：www.dah-jaan.com.tw

原版教學光碟

歡迎至本公司購買書籍

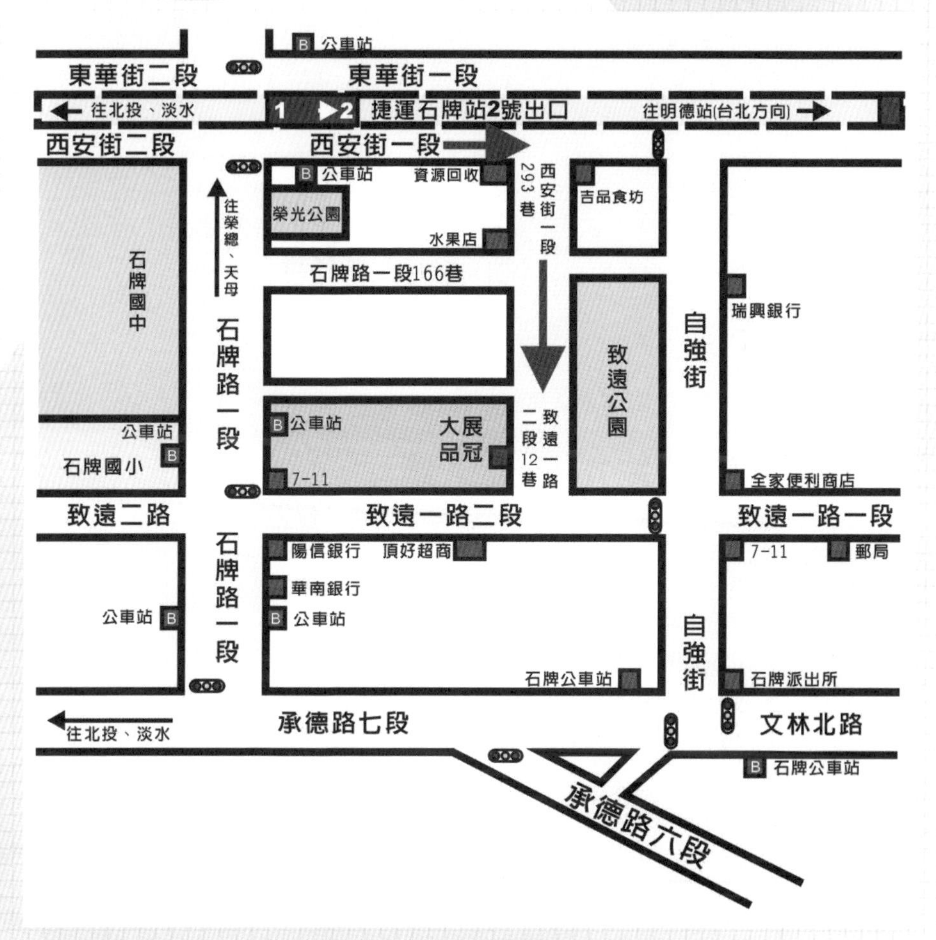

建議路線

1.搭乘捷運．公車

淡水線石牌站下車，由石牌捷運站２號出口出站(出站後靠右邊)，沿著捷運高架往台北方向走(往明德站方向)，其街名為西安街，約走100公尺(勿超過紅綠燈)，由西安街一段293巷進來(巷口有一公車站牌，站名為自強街口)，本公司位於致遠公園對面。搭公車者請於石牌站(石牌派出所)下車，走進自強街，遇致遠路口左轉，右手邊第一條巷子即為本社位置。

2.自行開車或騎車

由承德路接石牌路，看到陽信銀行右轉，此條即為致遠一路二段，在遇到自強街(紅綠燈)前的巷子(致遠公園)左轉，即可看到本公司招牌。

國家圖書館出版品預行編目資料

特效312經絡鍛鍊養生法 ／ 祝總驤　主編
——初版，——臺北市，品冠，2017〔民106.02〕
面；21公分 ——（休閒保健叢書；39）
ISBN 978－986－5734－61－9（平裝附影音光碟）
1. 經絡　2. 經絡療法
413.165　　105023595

【版權所有 · 翻印必究】

特效312經絡鍛鍊養生法

主　　編／祝 總 驤
責任編輯／壽 亞 荷
發 行 人／蔡 孟 甫
出 版 者／品冠文化出版社
社　　址／台北市北投區（石牌）致遠一路2段12巷1號
電　　話／（02）28233123 · 28236031 · 28236033
傳　　眞／（02）28272069
郵政劃撥／19346241
網　　址／www.dah-jaan.com.tw
E－mail ／ service@dah-jaan.com.tw
承 印 者／傳興印刷有限公司
裝　　訂／眾友企業公司
排 版 者／弘益電腦排版有限公司
授 權 者／遼寧科學技術出版社
初版1刷／2017年（民106年）2 月

定 價／280元

●本書若有破損、缺頁請寄回本社更換●

大展好書　好書大展
品嘗好書　冠群可期

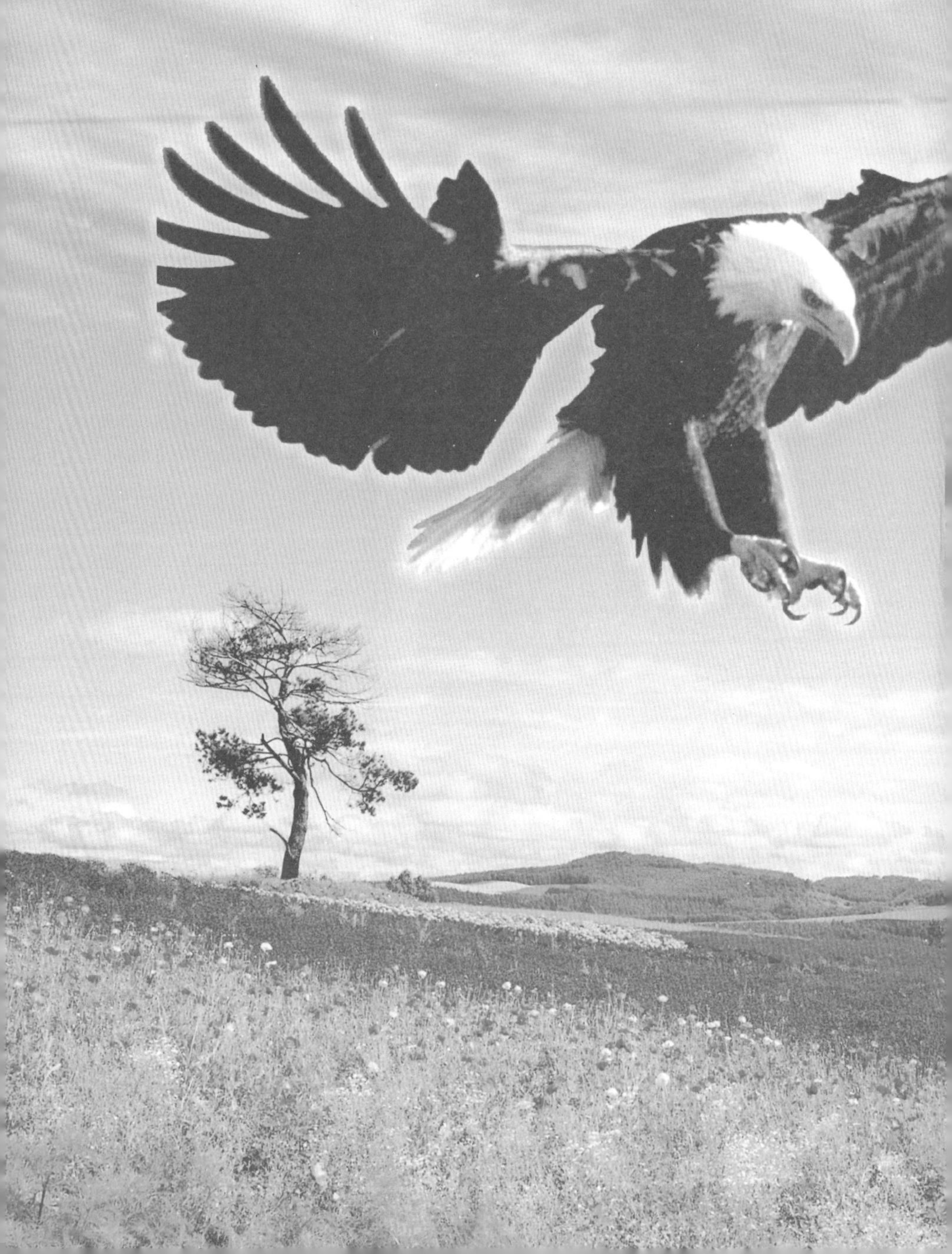